암 안 생기는
힐링 영양요법

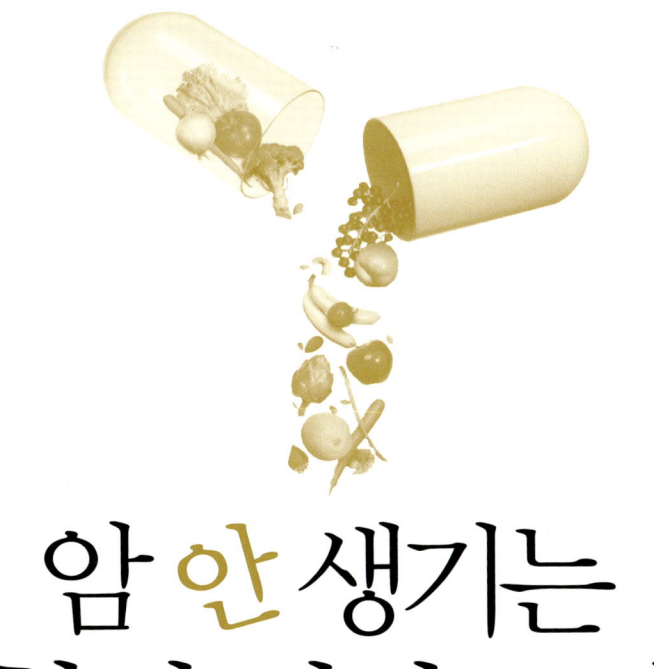

암 안 생기는
힐링 영양요법

내과 전문의 **장석원** 지음

중앙생활사

이 세상에서 암을 없앨 수 있을까? 이에 대한 답은 '아니오'이다. 왜냐하면 언젠가 암의 특효약이 개발되어 암이 완치되는 시대가 온다 하더라도 암 발생 그 자체가 없어지지는 않을 것이기 때문이다. 즉 암은 사라지지 않을 것이고 그렇기 때문에 암 예방이 중요하다.

과연 암 예방은 가능한가? 모든 암을 예방할 수 있는 것은 아니나 대부분의 암은 예방이 가능하다. 그럼에도 불구하고 암 발생이 꾸준히 증가하고 있다. 최근 통계청 발표에 따르면 한국인의 암 발생률이 남성은 세 명 중 한 명, 여성은 네 명 중 한 명꼴이라고 한다. 이렇게 암 환자가 늘어난다면 머지않아 두 명 중 한 명이 암에 걸리는 시대가 올 것 같다. 여기에는 평균 수명의 증가도 한 요인이 된다. 즉 오래 살수록 암 발병 위험도 커진다.

암은 남녀노소를 가리지 않고 때론 변덕스럽기까지 하다. 건강하다가도 갑작스럽게 젊은 나이에 암 진단을 받는 사람이 있는가 하면, 술과 흡연에 육식이나 고지방 식품만 고집하고 게다가 운동이라곤 전혀 하지 않는 사람이 암에 걸리지 않고 더 오래 살기도 한다.

그렇다면 왜 어떤 사람은 암에 걸려 고통의 나날을 보내고, 어떤 사람은 건강하게 오래 사는 걸까? 암의 원인은 무엇일까?

유전자를 손상시키는 것은 무엇이든 암을 유발할 수 있다. 다만 암에 걸리고 안 걸리고는 개개인의 특성, 유전자에 손상을 주는 환경에의 노출 그리고 생활방식 등에 달려 있다. 우리가 먹는 음식과 주위의 환경이 모두 암의 발병 요인을 안고 있고, 자신의 생활습관과 매일 먹는 음식이 유전적인 요인과 상호작용하여 우리의 건강을 결정한다.

우리 몸에는 각종 감염과 스트레스 등 질병을 유발하는 요인과 이를 극복하는 자연 치유력이 균형을 이루며 늘 같이 있다. 이 자연 치유력이 몸의 면역력이며 병에 대한 저항력이다. 우리 몸은 자연 치유력을 통해 몸의 손상이 있을 때마다 그것을 바르게 되돌려놓는다. 내 몸이 원하지 않는 생활습관이나 식생활을 했을 때는 이 균형이 깨지게 된다. 그렇게 되면 자연 치유 체계가 정상적인 활동을 하지 못해 우리 몸이 변하면서 질병에 걸리게 된다. 우리 인체에서 균형은 건강 유지를 위해 대단히 중요하다. 균형 잡힌 생활은 건강을 의미하지만, 어떤 요인에 의해 균형이 깨지면 병이 생기게 된다. 암도 마찬가지다.

암을 비롯한 각종 질병을 예방하고 치유하는 가장 안전하고 효과적인 방법은 자연 치유력을 강화시켜 최적의 상태로 만드는 것이다. 충분한 수면, 적당한 운동, 스트레스 관리, 균형 잡힌 식생활 등은 자연 치유력이 가장 효율적으로 기능할 수 있도록 도와준다. 바로 여기에 병을 낫게 하는 비밀이 있다. 즉 치유는 밖에서 오는 것이 아니라 내부로부터 온다. 자가 치유력인 면역력은 암과의 전쟁에서 승리하기 위해 꼭 필요한 힘이다. 필자 역시 자연 치유력을 강화시키는 여러 방법들에 관심이 많다. 따라서 이 책에 면역력 증가에 힘을 더하는 방법들에 대해 설명해놓았으니 각자 잘 이용한다면 치료에 도움이 될 것이며 큰 호전의 계기가 될 것임을 확신한다.

전체 암의 30%는 우리가 먹는 음식과 관련이 있다. 음식을 잘못 먹으면 건강한 사람도 암에 걸릴 수 있다는 말이다. 그리고 많은 전문가들은 금연하고, 식이요법에 좀 더 신경을 쓰고, 발암 물질에 노출을 줄인다면 암을 피할 수 있다고 말한다. 암의 원인 인자의 하나인 음식은 평소에 필자가 관심을 갖고 있던 부분이기도 하다.

우리가 아무런 문제의식 없이 즐겨왔던 서구화된 먹거리가 다양한 만성질환과 암의 원흉이 되고 있다. 암이 발생된 이면에는 잘못된 식생활 습관이 자리 잡고 있다. 그러나 일반인들은 올바른 음식 섭취에 대한 정보나 지식이 부족하고 정리되지 않아 혼란을 겪는 부분들이 없지 않다. 이에 필자는 지금까지 산만하게 알고 있는 지식들을 정리하고 가능한 한 최선을 다해 과학적인 근거를 제시하고자 했다. 이들은 소소한 것들이지만 생활 속에서 기억해두면 좋은 암 예방법들이니 자꾸 반복해서 습관이 되도록 해야겠다. 이 예방법들은 암 예방에 국한되지 않고 암의 재발을 방지하기 위한 방법들이기도 하니 온 가족의 건강을 위해 실천해보길 바란다.

필자를 찾아오는 환자들은 상태가 별로 좋지 않다. 필자는 매일 이러한 환자들을 보며 때로는 안타깝고 괴로울 때가 많다.

암 치료에는 가정이 있을 수 없다. 확신만이 있을 뿐이다. 정말로 내가 치유되기를 간절히 바란다면 좌절해서는 안 된다. 희망을 가져야 한다. 희망을 잃지 않는 환자 본인의 의지, 의술 그리고 가족의 따뜻한 보살핌과 사랑이 하나로 뭉쳐질 때 좋은 결과도 찾아온다. 이 책이 암 환자뿐만 아니라 간호하는 가족들 그리고 일반인들도 암을 이해하고 예방하는 데 많은 도움이 되었으면 한다. 아울러 나의 이 작은 노력이 병고의 기나긴 터널을 지나고 있는 많은 환우들에게 작은 보탬이 되길 진심으로 바란다.

누구든지 알기 쉽게 쓰려고 문장 하나하나에 정성을 기울였으나 이해하기 어려운 부분이 있을 수도 있고, 또 책의 내용이 원고를 쓰는 현재의 연구 결과에 의존하고 있기 때문에 만에 하나 앞으로 달라지는 부분이 생길 수도 있다. 이러한 점들은 다음에 개정판을 낼 수 있는 여건이 마련된다면 계속 보완해나갈 계획이다.

끝으로 기꺼이 출판을 맡아주신 중앙생활사 김용주 대표님과 책이 나오기까지 모든 편의를 제공해주신 한옥수 부장님께 깊은 감사를 드린다.

2014 신년 초 연구실에서
서울내과 원장
내과 전문의 장석원

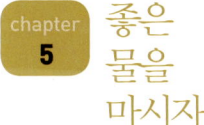
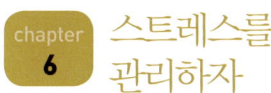

2부 / 암, 알면 이긴다

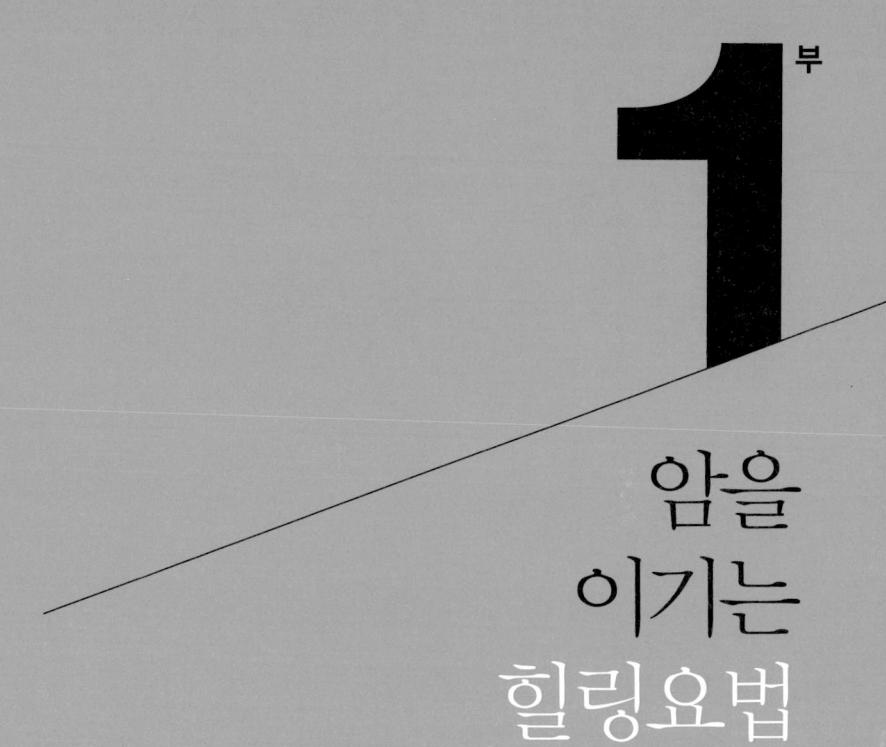

1부

암을
이기는
힐링요법

내 몸의
병을 고치는 것은
나 자신이다

큐어(Cure)와 힐링(Healing)

영어로 '치료'라는 뜻을 가진 단어가 두 가지 있다. 바로 '큐어'(Cure)
와 '힐링'(Healing)이다. 사전에서 찾아보면 큐어는 치유하다, 낫다
는 뜻의 동사이고, 힐링은 치유라는 뜻의 명사이다. 둘 다 '치료하다',
'고치다'라는 뜻을 가지고 있다. 하지만 근본적으로는 의미의 차이가
조금 있다.

큐어는 의사의 치료나 처치를 통해 외부적으로 문제를 고쳐서 낫
게 하는 것이다. 예를 들면 수술을 해서 환부를 잘라낸다거나, 결핵
에 걸렸을 때 약을 투여함으로써 몸을 치료하여 낫게 하는 것이다.

한편 힐링은 우리 몸 안에 원래 가지고 있는 방어 시스템(defense

system)인 면역 시스템(immune system)을 증진시켜서 우리 몸이 스스로 싸워 이겨내게 만드는 것이다. 따라서 힐링은 내 몸이 스스로 치유해나가는 것을 의미한다.

사실 우리 몸의 모든 병은 스스로 낫게끔 되어 있다. 우리 몸에는 자연 치유력이라는 훌륭한 자연 의사가 있기 때문이다. 면역력이라고도 불리는 자연 치유력은 우리가 생각하는 것보다 훨씬 강력한 힘을 가지고 있다.

이러한 자연 치유력은 우리의 일상생활 속에서 얼마든지 높일 수 있다. 이때 그 단초가 되는 것이 식이요법, 적당한 운동, 명상 등이다. 이런 방법을 통해 얼마든지 자연 치유력을 높일 수 있다.

힐링의 본뜻도 여기에 있다. 우리 몸의 자연 치유력을 높여서 내 몸 안의 병을 치유하는 것이 바로 힐링이다.

따라서 큐어와 힐링은 병을 고친다는 목적은 같은 반면, 접근하는 방식에서 차이를 보인다. 치료나 처치를 함으로써 낫게 하는 것, 즉 큐어하는 것은 의사이지만 힐링은 나 자신이 하는 것이다.

오늘날 인류 역사를 통해 악명을 떨친 많은 질병들이 정복되고 있다. 하지만 유독 한 가지, 암은 예외이다. 지금까지도 암은 끈질긴 저항을 계속하고 있다. 오늘날 암이 이렇게 득세를 하고 나선 데는 우리의 책임도 크다.

원래 우리 몸에는 방어 능력이 내재되어 있다. 그 방어 능력을 지키며 사는 것은 우리들의 몫이다.

그런데 하루하루 살면서 어떤 원인에 의해 방어 능력을 망가뜨리게 되면 문제는 심각해진다. 방어 능력이 제 역할을 다하지 못하면 병균의 침입을 막아낼 수 없다. 그래서 병이 생기는 것이다. 암은 특히 그렇다. 우리 몸의 방어 능력이 망가지면서 암이 생기는 것이다.

따라서 암을 극복하려면 큐어도 중요하지만 무너진 방어 능력, 즉 자연 치유력을 회복시키는 힐링(치유)이 더 중요하다.

힐링을 위해 중요한 것들

자연 치유력을 회복시키는 힐링은 우리 몸의 건강을 지키는 보루와도 같다. 병을 치료할 때도, 병을 예방할 때도 힐링은 내 몸 건강의 주체가 되어야 한다.

내 몸의 병을 치료하기도 하고 예방하기도 하는 힐링, 그 구체적인 실천을 위해서는 무엇이 중요할까?

첫째, 맑은 공기이다. 오염된 공기는 사람을 병들게 한다. 특히 대도시의 오염된 공기는 살인 공기와도 같다.

둘째, 물과 햇빛이다. 태양이 없다면 어떤 일이 벌어질까? 상상해보라. 모든 생물은 사멸하고 말 것이다. 또한 맑은 공기 못지않게 깨끗한 물과 햇빛도 중요하다.

셋째, 음식물이다. 건강을 유지하는 데 가장 중요한 것 가운데 하나가 음식이다. 원래 약이라는 것은 한 가지 성분으로 한 가지 병을 치료하는 것이 일반적이다. 하지만 암을 비롯하여 지금까지 치료가 어려운 병들의 대부분은 한 가지 원인만 있는 게 아니다. 그렇기 때문에 식이요법의 역할이 크다.

음식은 우리 몸속에 들어가면 치유력을 향상시켜준다. 식이요법으로 체력이 회복되면 본래 가지고 있던 면역력이 높아져서 면역세포의 활발한 활동에 의해 우리 몸은 서서히 힐링된다.

내 몸의 자연 치유력을 회복시키는 힐링은 그리 거창한 것이 아니다. 이처럼 맑은 공기, 물과 햇빛 그리고 음식물에 의해 좌우된다고 할 수 있다. 이 정도라면 누구나 실천 가능한 항목들이다.

오늘 내가 어떤 공기를 마시고, 어떤 물을 먹고, 또 무엇을 먹느냐에 따라 내 몸 상태는 얼마든지 달라질 수 있다.

설령 태어날 때 부모로부터 건강한 신체를 물려받았다고 해도 내가 살아가면서 잘못된 식습관, 좋지 않은 생활습관 그리고 잘못 알고 있는 건강 상식 등으로 내 몸은 얼마든지 망가질 수 있다. 그렇게 해서 생기는 것이 암이요, 또 다른 만성질환들이다.

따라서 내 몸의 힐링을 위해서는 잘못된 식습관, 좋지 않은 생활습관을 반드시 바꿔야 한다. 그래야 힐링이 시작된다. 또한 암도 예방할 수 있다.

다시 한 번 말하지만 스스로를 회복시키는 몸의 자연 치유 능력인 힐링은 생명체가 자연적으로 타고난 능력이다. 이러한 치유 체계는 낮이건 밤이건 쉬지 않고 작용하며, 언제 어디서든지 작동할 준비가 되어 있다.

힐링을 위해서는 올바른 식생활과 생활습관을 실천해나가는 것이 중요하다. 이러한 노력은 꾸준히 해야 원하는 목적을 이룰 수 있다. 암은 지나치다 싶을 정도로 끈질긴 병이기 때문이다.

우리 몸에 문제가 발생했을 때 우리를 도와줄 수 있는 것은 꾸준한 노력뿐임을 명심하자.

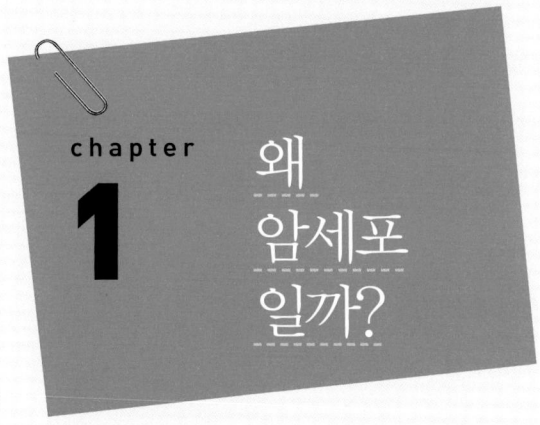

1. 날마다 죽어야
사는 세포

우리 몸속을 들여다보면 세포들이 모여서 세포 차원과는 전혀 다른 새로운 기능을 하는 기관들을 만들어내고 있다는 걸 알 수 있다. 이들은 기계 부속품처럼 단순히 배열되어 있는 것이 아니라 배전판의 회로처럼 연결되어 있다.

세포가 조직을 이루고, 조직은 기관, 기관계, 장기를 만들고, 장기는 시스템을 형성하여 우리 몸을 만든다. 세포, 기관, 기관계, 장기 등 모두가 하나의 통신망으로 연결되어 상호 협동의 시스템을 이루고 있는 것이다. 저마다 독립적이면서도 상호 의존하며 자기 역할을 수행하면서 생명을 유지하고 있다. 그리고 생명을 유지하기 위해 스스로 질서를 이루고 있다.

우리의 생명을 지켜주는 완벽한 시스템은 어떤 메커니즘에 의해 가능한 것일까? 이는 '세포자살'(세포사멸)이라는 통제된 방법으로 가능하다.

우리 몸을 이루고 있는 세포는 독특한 성질을 가지고 있다. 바로 매일매일 죽는다는 것이다. 즉 사멸되는 특징이 있다. 그러면서 같은 시간에 새로 태어난다. 그래서 세포는 사멸과 증식을 계속한다고 흔히 이야기한다. 왜 그럴까? 왜 세포는 날마다 태어나고 또 죽어야 할까?

세포가 태어나고 죽는 것은 우리 몸이 평형을 이루어 건강을 유지하기 위함이다. 이해하기 쉽도록 예를 들어 설명해보도록 하겠다.

우리 몸에 상처가 났을 때 어떻게 치유되는지 생각해보자. 감염을 예방하고 상처를 치료하면 어느 정도 시간이 지나 새살이 올라오면서 낫는 것을 누구나 경험했을 것이다. 손상받은 세포가 날마다 죽어야 하고 또한 날마다 다시 새롭게 태어나야 하는 이유가 바로 여기에 있다.

우리 몸에 상처가 났을 때 상처 난 부위의 세포는 손상을 받게 된다. 이렇게 되면 우리 몸은 손상받은 세포가 다시 정상 세포로 회복할 수 있는지, 없는지를 판단하게 된다. 그리하여 회복 불능이라고 판단되면 자살 유전자를 활성화시켜 자살할 것을 명령한다. 그러면서 다른 한편으론 새로운 세포를 만들어 그 자리를 대신하게 한다. 상처 난 부위에 새살이 올라오는 것은 손상된 세포가 제거되고 새 세포가 그 자리를 대신하기 때문이다.

따라서 세포의 생성과 자살은 생명을 지키기 위한 우리 몸의 자구책이다. 세포자살이라는 방법을 통해 늙고 손상된 세포는 제거하고 새로운 세포를 만들어냄으로써 생명을 이어나가게 된다.

우리 몸속의 무수히 많은 세포들 가운데 허투루 있는 세포는 하나도 없다. 우리 인체는 몸을 구성하고 있는 약 60조 개의 세포들에게 각종 명령을 내리며, 명령을 받은 세포는 자기 역할을 다함으로써 생명을 유지해나가는 시스템을 갖추고 있다. 우리 생명을 지키는 이런 완벽한 시스템은 '세포자살'이라는 통제된 방법으로 이루어진다.

2. 죽지 않는 세포는 암을 만든다

세포가 손상을 받았으나 회복되지 못할 때, 또는 수명을 다해 더 이상 생리 기능을 수행할 수 없는 늙은 세포들은 자살을 해야 한다. 늙고 병들고 노쇠한 세포들이 죽지 않으면 우리 몸은 살 수 없다.

우리 몸의 세포들은 각자에게 죽음의 명령을 내리며 새로운 세포로 다시 태어남으로써 생명을 유지해나간다. 우리 몸의 조직은 세포의 사멸과 증식 간에 일정한 평형상태가 되어 항상성을 이룸으로써 정상을 유지한다.

모든 세포들은 세포분열을 통해 그 수와 크기가 늘어나면서 일정 공간을 채우게 된다. 이 공간을 새로운 세포로 채우려면 처음에 있던 세포들은 죽어서 없어져야 한다. 우리 몸의 세포들이 모두 예정된 대로 죽거나 생겨나지 않는다면 우리는 살아갈 수 없다.

그런데 종종 우리 몸속에서는 어떤 이유로 이 시스템에 혼란이 일어나기도 한다. 우리 몸의 세포들이 예정대로 죽지 않았을 때 바로 그렇다. 예정된 죽음을 거부하는 세포가 생겨날 때 우리 인체는 대혼란에 빠지게 된다.

정상적인 세포자살이 일어나지 않음으로써 인체 시스템이 대혼란에 빠지는 상태를 암이라고 할 수 있다. 이른바 암세포는 죽음을 거부하는 세포이다. 암세포는 죽어야 함에도 불구하고 죽지 않는 특별한 세포이다. 죽음을 거부하는 암세포 때문에 우리 몸은 생명을 잃게 되는 것이다.

3. 자살을 거부하는 암세포, 왜 생길까?

우리 인체에서 균형이라는 개념은 건강 유지를 위해 대단히 중요하다. 균형 잡힌 생활은 건강을 유지해주지만 균형이 깨진 생활은 각종 질병을 초래한다. 즉 균형이 깨진 생활은 세포의 생성과 사멸에도 커다란 영향을 미치게 된다.

우리 몸에는 60조 개에 이르는 세포의 생명을 관장하는 불가사의한 힘이 존재한다. 세포와 세포 사이에 명령을 전달하기 위해 서로 통용되는 신호가 바로 그것이다. 세포 수준에서 세포와 세포 사이에 끊임없이 주고받는 신호에 의해 이 거대한 시스템이 통제된다.

일례로 정상 세포는 자신이 분열해야 할지 자살해야 할지를 판단하기 위해서 늘 세포 밖과 세포 안으로부터 오는 신호를 신중하게 듣고, 그 신호에 반응하여 순차적으로 그 신호를 세포핵에 전달한다. 그러다가 DNA가 회복 불가능할 정도로 손상받았다는 사실을 알게 되면 스스로 세포자살을 일으킨다. 그래서 세포자살은 우리 몸의 균형을 이루는 중요한 기전이 된다. 세포자살은 자연 현상이며, 인간이 생명을 유지하기 위해 반드시 필요한 과정이다.

하지만 문제는 이 같은 균형도 자칫 잘못하면 깨질 수 있다는 데 있다. 균형이 깨진 생활이 바로 그 주범이다. 내 몸이 원하지 않는 생활습관이나 식생활을 했을 때 세포자살도 정상적으로 일어나지 않게 된다. 이렇게 되면 우리 몸이 변하면서 질병에 걸리게 된다.

　여기서 말하는 균형이 깨진 생활은 어떤 삶을 말하는 것일까? 각자 자기 생활에 비추어서 한번 점검해보자.

- 오염된 공기를 많이 마실 때
- 오염된 물을 많이 마실 때
- 나쁜 음식(동물성 지방과 트랜스지방 등)을 많이 먹을 때
- 채소와 과일을 먹지 않을 때
- 적당한 운동을 하지 않을 때
- 스트레스가 심할 때
- 생활이 불규칙할 때
- 잠을 잘 이루지 못할 때
- 흡연

4. 암세포가 생기지 않는 노하우

　　　　　　　　늙고 병들고 노쇠한 세포들은 반드시 제때 자살을 해야 하고, 건강한 새 세포가 원활하게 생성되어 그 자리를 대신 메워줘야 한다. 세포의 자살(사멸)과 증식이 순조롭게

이뤄져야만 젊고 건강하게 살 수 있고, 또한 병든 몸을 회복할 수 있는 계기가 된다. 그렇게 되면 오늘 병든 내 몸도 내일은 얼마든지 건강해질 수 있다. 병든 세포가 새로운 세포로 교체된 덕분이다.

어제의 내 몸과 오늘의 내 몸은 결코 같지 않다. 또 오늘의 내 몸과 내일의 내 몸도 같을 수 없다. 날마다 새롭게 태어나는 세포가 새로운 몸을 만들어주기 때문이다.

우리 몸의 각종 세포들은 신진대사를 통해 늘 교체되고 있다. 우리 몸을 이루는 60조 개의 세포는 세포분열을 통해 다시금 새로운 세포가 된다. 우리 몸을 이루는 각 장기들의 세포는 수명이 제한되어 있어 끊임없이 생사를 반복한다.

중요한 것은, 그 수명이 동일하지 않고 저마다 다르다는 점이다. 즉 각각의 장기 세포들은 사멸하고 다시 생성되는 재생 주기에 따르고 있으므로 우리 몸의 일부분은 날마다 새롭게 바뀐다.

뇌세포, 심장세포, 안구세포는 성장이 완료되는 20~25세까지 분열 및 증식을 하고 나면 더 이상 새로운 세포가 만들어지지 않는다. 그래서 이들 세포는 한 번 죽으면 재생이 불가능하다.

간세포는 300~500일을 주기로 완전히 새로 태어난다. 이들은 수명이 12~18개월로, 이 주기가 지나면 새로운 간이 생성되는 셈이다. 뼈조직의 수명은 10년 정도로, 전체 뼈조직이 새롭게 바뀌는 데 보통 10년 정도 걸린다고 한다.

근육의 수명은 최소 15년으로, 적어도 15년은 지나야 완전히 새로운 근육조직을 얻게 된다. 혈액은 3~4개월을 주기로 새롭게 바뀌는데, 적혈구의 수명은 약 120일(4개월)이고, 백혈구는 7~10일 정도이다.

우리 몸의 전체를 덮고 있는 피부세포는 2~4주 간격으로 재생된다. 오래된 세포는 각질이 되어 떨어져 나간다. 이것은 목욕할 때 타월로 몸을 문지르면 때가 나오므로 누구나 알 수 있다. 피부의 표면적보다 훨씬 넓은 위장의 점막세포는 이틀에 한 번꼴로 완전히 새로운 세포로 바뀐다.

이처럼 새롭게 바뀌는 데 어떤 장기는 며칠에서 몇 달이 걸리기도 하고, 어떤 장기는 몇 년이 걸리기도 한다. 즉 우리 몸은 몇 년을 주기로 새로운 몸을 얻게 되는 셈이다.

심장과 뇌 등 일부 장기를 제외한 우리 몸 대부분의 세포는 고유의 프로그램에 따라 매순간 오래된 세포를 버리고 새로운 조직을 만든다. 사람이 산다는 것은 새로운 세포를 끊임없이 만든다는 말이기도 하다.

바로 이것이 우리 건강의 기초가 된다. 건강을 위해서는 세포의 사멸과 생성(증식)이 정상적으로 일어나야 한다. 그러면 어떻게 해야 세포의 사멸과 생성이 정상적으로 일어날까?

소식을 하자

인간의 체내에서는 날마다 돌연변이 세포가 생성되고 있지만, 에너지의 공급을 제한하면 돌연변이 세포가 자연사할 수 있다. 즉 8할 정도만 먹으면 돌연변이 세포가 암세포로 진행하는 것을 막아준다.

또한 소식은 장수와도 직결된다. 일생에 걸쳐 일어나는 세포분열 횟수는 정해져 있으므로 만복감을 느끼는 양의 8할 정도만 섭취하면 세포분열 속도를 늦춤으로써 장수할 수 있다. 또 8할 정도를 섭취하면 에너지 사용도 제한할 수가 있다.

지방 섭취를 줄이자

지방을 많이 섭취하면 살이 찔 뿐만 아니라 전신에 분포되어 있는 혈관을 비롯하여 세포에도 기름기가 잔뜩 끼어 세포끼리 또는 세포 내로 신호를 전달하기가 어렵게 된다. 그렇게 되면 세포에게 자살하라는 명령을 내려도 그 신호가 제대로 전달되지 않아 세포자살이 순조롭게 이루어지지 않게 된다.

따라서 지방 섭취는 되도록 줄여야 한다. 특히 가장 해로운 트랜스지방은 멀리할수록 좋다.

현미 잡곡밥을 먹자

현미는 탄수화물, 단백질, 지방을 비롯하여 각종 비타민과 미네랄,

필수아미노산 등 여러 가지 영양소가 풍부하게 들어 있는 씨눈(배아)이 붙어 있는 쌀이다.

따라서 현미를 먹으면 세포의 영양제가 되는 다양한 영양 성분을 섭취할 수가 있다. 또 세포의 자살과 생성에도 평형상태가 유지되면서 우리 몸도 젊음과 생명력이 넘쳐나게 된다.

과일과 채소를 충분히 섭취하자

식물도 자외선을 받으면 활성산소가 발생하여 산화가 촉진된다. 이를 막기 위해 각종 식물들도 나름대로 자구책을 만들어낸다. 바로 항산화 물질을 대량으로 만들어서 이에 대적하는 것이다. 식물들이 함유하고 있는 비타민 A·C·E 같은 비타민류가 항산화 물질에 해당된다.

또 식물성 화학물질인 피토케미컬이 있다. 원래 자연 식물들은 주위의 해충이나 동물, 자외선으로부터 자신을 보호하고, 각종 세균들과 싸워서 이기기 위해 피토케미컬을 만들어냈다.

특히 피토케미컬은 잎과 열매에 많다. 채소의 잎과 과일 표면의 빨강, 주황, 노랑, 보라, 녹색 같은 독특한 색깔이 바로 피토케미컬에 의한 것이다. 식물은 저마다 각기 다른 고유한 피토케미컬을 생산하며 그 종류도 수천가지이다. 색깔이 진할수록, 향이 강할수록 여러 약리 작용을 나타낸다. 햇빛, 그중에서도 자외선을 쬔 채소나 과일 속에 항산화제가 많다.

따라서 평소에 색깔이 다양한 여러 종류의 채소, 여러 종류의 과일을 섭취하면 많은 양의 항산화제를 섭취할 수 있다. 이렇게 섭취한 항산화 물질은 내 몸의 세포가 늙고 손상되는 것을 막아주는 방어군이 된다. 또 세포의 자살(사멸)과 생성에도 깊숙이 관여해 언제나 내 몸을 젊고 건강하게 만들어준다.

환원력이 높은 알칼리 물을 마시자

물은 몸 안의 독소를 희석시키고 배출시키는 역할을 한다. 그 결과 독소가 배출되지 않고 몸에 흡수될 때 나타날 수 있는 두통이나 만성 피로, 암의 싹도 미연에 방지할 수 있다.

체내 독소를 제거하는 것도 암이 싫어하는 환경을 만드는 방법이 된다. 수분을 충분히 섭취해 체내의 독소를 배출해야 한다. 하루 1.8~2L 이상의 물을 마시도록 하자.

환원수는 우리 몸속에 생긴 활성산소에게 전자를 먼저 내주어 스스로 산화됨으로써 유전자의 산화를 막는 역할을 한다. 그 결과 암이 발생하는 것도 막을 수 있도록 해준다. 암은 정상 세포의 유전자가 활성산소에게 전자를 빼앗겨 돌연변이를 일으킴으로써 발생하기 때문이다. 유전자의 손상을 막을 수 있다면 암도 예방이 가능하다. 따라서 환원력이 높은 물은 우리 몸에 약이 된다.

적당한 운동을 하자

운동은 여러 측면에서 우리 몸의 치유 체계에 이롭다. 운동을 함으로써 혈액순환과 신진대사를 촉진시키기 때문이다. 특히 운동을 하면 심장박동수가 늘고 호흡이 가빠지며 몸이 뜨거워지는데, 이는 면역력을 높이는 데 일조하게 된다. 우리 몸의 체온을 높여주기 때문이다. 체온이 올라가면 면역력도 올라간다. 실제로 암 환자들의 경우 저체온이 많은데, 암세포는 저체온일 때 빠르게 증식한다.

내 몸의 체온을 가장 손쉽게 올릴 수 있는 방법이 운동이다. 즉 몸을 자꾸 움직이는 것이 체온을 올릴 수 있는 가장 손쉬운 방법이다. 그리고 운동은 꾸준히 해야 한다.

이를테면 공기가 깨끗한 곳에서 걷기 운동을 하면 좋다. 심장에 무리를 주지 않기 때문이다. 운동을 하면 우리 몸속에 열이 발생해 체온이 올라간다. 그렇게 되면 면역력이 높아지고 세포도 제 임무를 충실하게 수행하면서 건강한 몸을 만드는 파수꾼 역할을 하게 된다. 또 운동을 할 때는 땀이 조금 날 정도로 하는 것이 좋다. 너무 무리하게 하면 활성산소가 많이 생겨나 오히려 해가 될 수도 있다.

이렇듯 건강을 지키고 암을 예방하는 데 어떤 특별한 비결은 없다. 건강을 유지하고 노화를 억제하며 암을 예방하기 위해서는 앞에서 설명한 사항을 참고하고 꾸준히 노력해야 한다. 앞에서 설명한 여섯 가지 생활습관이야말로 스스로 면역력을 높여서 내 몸속에 천연 항암제를 만들어준다.

따라서 이 여섯 가지 생활습관만 잘 지켜도 우리 몸의 세포는 제때 자살하고 또 그 자리에 새로운 세포가 만들어지는 일련의 과정을 원활하게 수행할 수 있다. 우리 몸은 세포의 자살(사멸)과 생성(증식)이 순조롭게 이뤄질수록 더 젊고 건강해질 수 있다. 여섯 가지를 모두 실천하기가 힘들다면 한 가지부터 점차적으로 실천해나가도록 하자. 실천한 만큼 효과가 있을 것이다.

몸이 정상적인 상태에서는 세포의 증식과 사멸 간에 일정한 평형 상태를 이루어 항상성이 유지되지만, 세포의 증식력이 왕성해지거나 사멸력이 감소하게 되면 세포의 수적 평형상태가 깨져 세포가 증식함으로써 종양을 형성할 수 있다.

물론 건강한 사람은 대체로 세포자살도 정상적으로 일어나므로 종양으로까지 진행되지는 않는다.

현재의 건강 상태는 과거의 식생활과 생활습관의 결과이고 현재의 식생활과 생활습관은 미래의 건강을 결정한다. 즉 우리가 매일 먹는 음식이 우리의 건강을 좌우한다. 음식을 먹으면 우리 몸은 이들을 분해하고 소화 흡수하여 처리하기 때문에 우리의 세포들은 섭취하는 음식의 영향을 받게 된다. 정결하지 못한 음식을 먹으면 배탈이 나는 것과 같은 이치이다.

잘못된 식생활이 지속되면 몸속 세포들이 돌연변이를 일으켜 질병에 걸리게 된다. 간혹 어떤 사람은 특정 식이요법만을 고집하기도 한다. 하지만 특정 음식에만 집착하게 되면 다른 영양소와 균형이 깨져 문제가 발생할 수 있으므로 극단적으로 치우친 식생활은 오히려 건강에 더 해롭다.

올바른 식생활이란 여러 가지 식품이 다양하게 구성된 균형 잡힌 음식을 먹는 것이다. 균형 잡힌 식생활은 항암 식이요법의 대원칙이 된다. 다양한 채소와 과일에 들어 있는 항암성 물질은 암을 일으키는 여러 과정을 차단하는 능력이 있고, 암의 증식을 억제하므로 암 예방과 치료에 도움이 된다.

따라서 건강한 사람은 암 예방을 위해 녹황색 채소나 과일 등 항암식품을 자주 섭취해야 한다. 더욱이 암 환자가 회복을 목적으로 섭취할 경우에는 다양한 종류와 훨씬 많은 양을 적극적으로 섭취할 필요가 있다.

음식물을 섭취하고 먹을 때는 '식'(食)이라는 한자어의 깊은 뜻을 살펴볼 필요가 있다. 식(食)이라는 한자어는 '사람'(人)에게 '좋은'(良) 것이라는 2가지 뜻을 지니고 있다. 즉 우리가 먹는 음식물은 영양이 풍부하고 건강에 유익해야 한다는 뜻이다. 자연 치유 능력을 강화시키거나 발암물질을 무력화할 수 있도록 도움을 주는 식품들은 우리 몸의 회복력과 저항력을 길러주어 자연 치유의 가능성을 높여준다.

올바른 식생활로 자연 치유 능력이 강한 몸을 만들어 병에 대한 저항력을 높이면, 설령 암세포가 생기더라도 암으로의 진행을 늦추거나 회복력을 높일 수 있다. 규칙적인 생활과 올바른 식생활이 우리의 생명을 되살린다는 점을 꼭 기억하고 실천하기 바란다.

건강상식 / 세포의 자살과 괴사는 엄연히 다르다

여기서 한 가지 짚고 넘어갈 것이 있다. 바로 세포의 자살과 괴사는 분명히 다르다는 점이다.

세포자살은 예정된 프로그램에 의해 일어나는 정상적인 반응으로서 괴사와는 엄연히 다르다. 즉 세포자살이 진행되고 있는 세포는 원형질막이 파괴되지 않으므로 세포 내 물질이 유출되지 않아 염증을 유발하지 않고 주위 세포에 의해 신속하게 제거된다. 자연스레 사멸되는 것이 세포자살이다.

그러나 괴사는 세포가 손상을 받거나 세균의 침범으로 염증을 일으켜 세포막이 파괴되면서 죽어가는 현상이다.

최근 세포자살을 억제하는 항세포사 유전자(antiapoptotic gene)의 증가는 세포자살을 억제함으로써 암 발생과 관련이 있다고 밝혀졌다. 따라서 항세포사 유전자를 무력화시키는 방법도 암을 치료하는 방법이 될 수 있을 것으로 보인다.

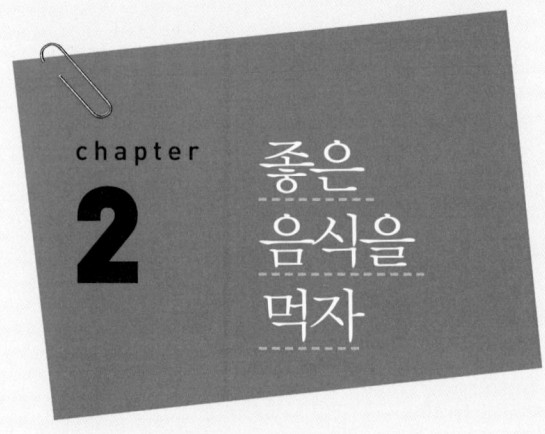

chapter

2

좋은
음식을
먹자

1. 암 환자의 63%는
심각한 '영양실조'

우리는 날마다 먹어야 살 수 있다.

우리가 매일 먹는 음식이 우리 몸을 만드는 영양분이기 때문이다. 평

상시 우리 몸의 건강을 책임지는 것이 음식물이기 때문에 나쁜 음식

을 먹으면 우리 몸에 병이 생기는 게 당연하다. 따라서 병을 고치기

위해서는 음식을 가려 먹고 좋은 음식을 먹어야 한다.

하지만 아무리 좋은 음식을 먹었다 해도 그것만으로 건강을 기대할 수는 없다. 그 음식이 몸속에서 제 역할을 다하기 위해서는 소화도 잘 시켜야 하고, 흡수도 잘 이루어져야 한다.

그런데 암 환자들의 경우는 조금 다르다. 식욕부진과 비정상적인 대사 항진으로 영양 상태가 점점 나빠지기 일쑤이다. 실제로 암 환자 가운데 상당수는 심각한 영양 결핍 상태를 초래하여 악액질 상태가 된다.

여기서 말하는 악액질(cachexia)이란 영양분의 섭취, 소화와 흡수, 그리고 이용 장애에 의해 발생하는 영양장애를 일컫는다. 이런 상태가 되면 도리 없이 전신 쇠약증, 조기 만복감, 체중 감소, 근육 위축 등을 호소하게 된다.

왜 그럴까? 왜 암 환자들의 대부분은 심각한 영양 결핍 상태를 초래하게 되는 것일까?

그 기전을 알려면 우선 소화와 흡수의 메커니즘을 알아야 한다. 우리 뇌의 시상하부에는 섭식중추와 포만중추가 있어 식사량을 조절한다. 공복 감각에 의해 섭식중추가 자극을 받으면 음식물 섭취를 촉진하게 되고, 포만중추에 의해 음식물 섭취가 억제되어 섭취량이 조절된다. 이것이 정상인의 음식 섭취 기전이다.

그러나 암 환자의 경우는 이 같은 음식 섭취 기전이 정상적으로 작동하기 힘들다.

첫째, 암 환자들은 입맛 또는 후각이 변하여 음식의 맛을 거의 느끼지 못하는 경우가 많다.

둘째, 암세포 자체에서 분비되는 물질이 뇌 식욕중추를 자극해 식욕을 감소시키므로 음식을 먹으려는 욕구조차 없다.

셋째, 암세포와 싸우기 위한 면역 반응 과정에서 분비되는 여러 사이토카인(cytokine)인 인터루킨-1(IL-1, Interleukin-1), 인터루킨-6(IL-6, Interleukin-6), 종양괴사인자-알파(TNF-α, Tumor necrosis factor-α) 등이 환자의 근육을 분해해 에너지로 사용됨으로써 암 환자의 체중 감소를 초래하고 식욕부진 등 다양한 증상을 일으킨다.

미국에서 발표된 한 보고서에 따르면 전체 암 환자의 약 63%가 영양실조 증상을 보였으며, 그중에서도 소화와 관련이 깊은 식도암, 위암과 췌장암 환자는 무려 80%가 영양 상태에 문제가 있는 것으로 나타난 바 있다. 또한 암 사망자 중 약 22%가 영양 부족이 원인인 것으로 보고돼 암 환자의 영양 관리가 새롭게 강조되고 있다.

암 환자를 진료하다 보면 영양실조와 악액질은 늘 접하는 문제이다. 영양 상태가 불량한 환자는 삶의 질이 떨어지고 생존 기간도 짧아진다. 무엇보다도 암과의 치열한 전투에서 패할 가능성이 높다.

따라서 암 환자는 영양 관리를 위해 음식물 섭취와 흡수에 대한 기본 개념을 이해하는 것이 무엇보다 우선되어야 한다.

2. 소화와 흡수에 대한 기본 개념

소화는 입에서 시작되어 장에서 끝난다고 볼 수 있다. 우리는 음식물을 입에서 잘게 부수고 소화관에서 소화효소에 의해 단순한 분자로 바꾸어 세포 내로 흡수한다. 음식의 소화는 음식물에 물을 첨가해야만 일어난다. 타액은 음식에 가해지는 첫 번째 액체, 즉 물이다.

탄수화물은 타액 내의 탄수화물 분해효소인 아밀라아제에 의해 포도당으로 변하고, 단백질은 단백질 분해효소인 프로테아제에 의해 아미노산으로 변한다. 지방은 지방 분해효소인 리파아제에 의해 지방산과 글리세롤이 된다. 단백질은 위에서 분비되는 효소(펩신)에 의해 일부는 분해되지만 대부분은 췌장에서 분비되는 트립신이라는 효소에 의해 아미노산으로 분해된다.

이처럼 우리 인체 내에는 여러 가지 소화효소 덕분에 음식물을 흡수할 수 있는 작은 형태로 분해한다. 음식물을 흡수할 수 있는 최소 단위로 만드는 것을 소화라고 하는데, 이는 소화액 및 소화효소에 의해 조절되는 화학변화이다.

소화의 첫 단계는 저작운동(咀嚼運動)이다. 즉 음식을 씹어서 잘게 만드는 과정이다. 음식물은 저작운동으로 잘게 부서지고 타액에 있는 효소에 의해 1차적으로 탄수화물을 분해하기 시작한다. 저작운동은 타액의 분비를 촉진하여 소화를 돕고, 타액(침) 역시 저작을 돕는다.

타액은 식사와 관계없이 매시간 15ml가량 계속 분비되는데, 음식물이나 냄새 자극에 의해 타액 분비가 급격히 증가된다. 꼭꼭 씹어 먹으면 침의 분비가 촉진된다. 꼭꼭 씹으면 침 속의 소화효소와 음식물이 서로 잘 섞여 음식물의 분해가 부드럽게 진행되므로 소화 흡수가 좋아진다.

음식물이 저작에 의하여 잘게 나누어지고 침과 섞여 부드럽게 되면 약 25cm 길이의 식도를 거쳐 위로 내려가게 된다. 이때 위에서 위산이 분비되는데, 위산의 성분은 염산(HCl)으로 철을 녹일 수 있을 정도로 강한 산성이다.

위산의 기능은 위액 속에 있는 펩시노겐(pepsinogen)을 활성형인 펩신(pepsin)으로 바꾸어 단백질을 분해하는 효소로 작용할 수 있도록 해준다. 또 강력한 살균 작용이 있어 음식물과 함께 위에 들어온 나쁜 세균들을 살균한다.

위에는 여러 가지 물질을 분비하는 세포가 있다. 벽세포(parietal cell)에서는 염산을 만들어 위 안으로 분비하고, 주세포(chief cell)는 펩시노겐을 분비한다. 분비된 펩시노겐 분자에 위산이 작용하게 되면 펩신으로 바뀌어 단백질을 분해한다.

위의 기능은 음식물을 산성이 매우 강한 위액과 고루 섞고 1mm 이하로 더욱 잘게 부수어 소장에서 진행되는 다음 단계의 소화를 준비하는 것이다. 위는 위액을 분비하여 음식물을 잘게 부수고, 부서진 음식물은 위의 연동운동에 의해 조금씩 십이지장을 통해 소장으로 배출한다. 위에 들어온 음식물이 십이지장으로 완전히 배출되기까지는 3~4시간 정도 걸린다.

위에서 분해된 음식물은 십이지장을 거쳐 소장으로 내려간다. 소장은 사람의 소화관 중 가장 긴 부분으로, 그 길이가 670~760cm에 이르며, 십이지장과 공장, 회장으로 이루어져 있다. 소장의 구조는 영양분을 효과적으로 흡수하기 위해 무수히 많은 융모가 점막층에 존재하여 흡수 면적을 최대화할 수 있도록 돕는다.

위에서 소장으로 이동한 음식물은 소장에서 본격적으로 소화작용을 받는다. 소화효소와 탄산이 함유된 알칼리성인 췌장액이 십이지장으로 분비되어 위산을 중화시키고, 음식물이 소장에 도달하게 되면 다시 소화작용을 받아 점차 분자량이 작은 화합물로 잘게 잘려 소장 벽의 융모에서 대부분 흡수된다.

음식물로 들어온 탄수화물, 단백질, 지방은 췌장과 장에서 만들어지는 소화효소에 의해 최종적으로 각각 단당류(포도당), 아미노산, 지방산으로 분해된다. 지방의 소화는 간에서 만들어져 담낭(쓸개)에 저장되는 담즙이 주요한 역할을 한다.

간과 췌장은 소화작용에 중요한 역할을 수행한다. 간의 주요 기능은 탄수화물, 단백질, 지방의 대사 과정에 관여하고 콜레스테롤과 담즙산을 합성하는 것이다. 췌장은 소화효소인 췌장액을 만들어 소장으로 분비한다. 또한 췌장은 탄수화물 대사를 조절하는 인슐린과 글루카곤이라는 호르몬을 분비한다.

결국 우리 몸속에 들어온 음식물은 소화작용에 의해 분해된 후 그 영양분이 소장의 융모에서 흡수되기에 이른다. 소장의 끝부분인 회맹 부위까지 도달하는 데 걸리는 시간은 식후 3시간 반~4시간 반가량으로, 위 내용물의 마지막 부분이 배출되는 시간과 거의 같다.

대장은 소장과 달리 점막에 융모가 없고 소화효소도 분비되지 않는다. 또 대장에서는 영양분의 흡수는 거의 일어나지 않고 수분을 흡수하여 변을 만든다. 하루에 약 1.5~2L의 물질을 소장에서 받아 이를 150ml 정도로 감소시켜 변으로 배출한다.

회장에서 회맹 괄약근을 넘어 대장 전반부로 들어오는 내용물은 액체 상태이지만, 후반부로 이동하면서 수분이 흡수되어 내용물이 점점 딱딱해진다. 변은 죽은 세균들과 소화되지 않은 음식물 찌꺼기로 이루어져 있다. 이런 과정을 거쳐 음식물이 소화, 흡수된 후 대변이 만들어지는 것이다.

이처럼 음식물은 입, 식도, 위, 소장, 대장의 소화기관을 거치면서 각 장기별로 일어나는 소화 및 흡수작용에 의해 소화작용이 이루어진다.

3. 50번 씹기를 생활화하자

대부분 암 환자들은 소화와 흡수 능력에 어려움이 많다. 특히 소화기 계통의 암 수술을 받은 경우는 더더욱 그러하다. 이러한 암 환자의 영양 상태를 개선하기 위해서는 어떻게 해야 할까?

우선 식욕을 되찾는 데 힘써야 한다. 잘 씹도록 해라. 음식을 잘 씹어 먹는 것은 대단히 중요하다. 씹는 운동이야말로 건강을 유지하는 기초 운동이다. 저작운동과 식욕은 정비례 관계에 있다. 잘 씹을수록 식욕이 증가한다. 잘 씹으면 소화가 잘되고 침 분비가 촉진된다.

타액 내에는 여러 가지 탄수화물을 분해시키는 아밀라아제 등의 효소들이 듬뿍 들어 있다. 침은 부작용이 없는 자연 소화제이다. 따라서 음식을 오래 꼭꼭 씹어 입안에서 침과 완전히 뒤섞이도록 만들면 위로 내려가기 전에 입안에서 음식물 대부분이 소화될 수 있다.

필자는 위를 전부 절제한 위암 환자들에게 입안에서 오래오래 씹다가 넘어가는 것만 삼키고 나머지는 뱉으라고 말한다. 최소한 50번 정도 씹어 먹도록 노력하자. 꼭 환자가 아니더라도 음식물은 완전히 씹어 먹는 것이 좋다. 잘 씹는 것은 치아뿐 아니라 안면 근육과 뇌도 운동시킨다.

또 평소에 좋아했던 음식을 요리해서 먹거나 메뉴를 바꿔보는 것도 좋다. 물론 이는 귀찮기도 하고 바쁜 생활 속에서 쉽지 않은 일이지만 식욕을 되찾는 데 도움이 되니 노력해보자.

식욕을 되찾을 수 있다면 가끔은 자연식에서 벗어나는 것도 좋다. 가끔 자연식에서 벗어나더라도 평소의 식사가 자연식이라면 건강 유지에 별다른 지장을 주지 않는다. 식사는 하루하루 반복되고 앞으로도 쭉 계속되므로 올바른 식사를 즐기면서 꾸준히 유지하는 것이 중요하다.

4. 암 환자는 무엇이든 잘 먹어야 할까?

식이요법(영양 보충), 채소와 과일 섭취, 적당한 운동과 충분한 수면, 건강한 물, 금연, 스트레스 관리, 명상 등이 암 극복을 위한 필수 조건이다.

그런데 종종 환자들을 진료하다 보면, 자신을 치료하던 예전 의사는 무슨 음식이든 가리지 말고 무조건 잘 먹어야 한다며, 고단백 식사를 하고 체중을 빠지게 하는 것은 무엇이든 못하게 했다면서 어떻게 하면 좋겠느냐고 묻는다.

과연 암 환자는 무조건 잘 먹어야 할까? 이 질문에 답하기 전에 "왜 식이요법을 해야 하는가?"라는 근본적인 의문에 대한 답을 먼저 짚고 넘어가도록 하자.

　요즘 주위에서 큰 병원에 입원했다 하면 암인 경우가 많다. 암을 일으키는 주요한 원인 가운데 하나가 음식이라는 사실을, 과연 얼마나 많은 사람들이 알고 있을까? 모든 일에 원인 없는 결과는 없다. 암도 발생하게 된 원인이 있기 마련이다.

　전체 암의 30%는 우리가 먹는 음식과 관련이 있다고 볼 수 있다. 우리가 먹는 음식과 주위의 환경이 모두 암의 발병 요인을 안고 있고, 자신의 생활습관과 매일 먹는 음식이 유전적인 요인과 상호작용하여 우리의 건강을 결정한다.

　따라서 자신의 생활 방식이나 식습관을 조금만 바꿔도 암을 일으킬 수 있는 위험 요소를 어느 정도 줄일 수 있다. 음식은 우리의 질병을 초래하는 중요한 요인 중 하나이므로, 암 환자가 건강을 위해 가장 주의해야 할 것 가운데 하나도 역시 음식이다.

　서양에 "You are what you eat."라는 속담이 있다. "무엇을 먹는가가 당신을 결정한다" 또는 "내가 먹은 음식이 바로 나다"라는 의미로, 우리가 매일 먹는 음식이 우리의 건강을 결정한다는 말이다. 식생활의 중요성을 다시 인식시켜주는 말로, 결국은 음식 안에 중요한 모든 것이 들어 있다는 뜻이다.

　현재의 건강이 평소 식생활의 결과이고 잘못된 식생활이 암의 원인이라면, 암을 극복하기 위해서는 그동안의 식생활에서 문제를 찾아 잘못된 식생활을 하루빨리 바로잡으려는 노력이 필요하다. 식생활을 바꾸지 않는 한 암은 결코 극복할 수 없다.

지금으로부터 2500여 년 전 히포크라테스는 "음식물을 당신의 의사 또는 약으로 삼으라. 음식물로 고치지 못하는 병은 의사도 고치지 못한다"라고 했다. 이미 기원전부터 이런 이야기가 나온 것이다. 다시 히포크라테스 시대로 돌아가야 한다.

결국 음식 안에 중요한 모든 것이 다 들어 있다는 말이다. 영원한 치료법은 음식뿐이다. 그리고 암은 예방법이 바로 그 치료법이다.

우리나라에 선진국형 질병이라고 하는 대장암과 유방암의 발생 빈도가 빠르게 증가 추세에 있는 것도 서구화된 식생활이 하나의 원인으로 밝혀지고 있다. 예를 들면 쇠고기, 돼지고기 같은 붉은 고기 (read meat)와 가공육(processed meat)의 섭취 증가가 대장암이나 유방암의 발생 위험을 높이는 것이다.

이처럼 음식을 잘못 먹으면 건강한 사람도 암에 걸릴 위험이 높아진다는 연구 결과가 수차례 보고되고 있음에도 불구하고, 암 환자들에게 음식을 가리지 말고 먹어야 한다는 말은 과연 옳은 것일까? 또 암 환자는 무조건 잘 먹으면 좋은 것일까?

그렇지 않다. 좋지 않은 음식물의 섭취는 암 발병의 요인이 되므로 암 환자가 건강을 위해 가장 주의해야 하는 것 가운데 하나도 역시 음식이다. 따라서 무엇보다 식이요법이 중요하다. 음식이 좋으면 병이 낫고 음식이 나쁘면 병이 된다.

환자들은 나름대로 암 치료를 위해 갖가지 노력을 하겠지만 영양학적인 식이요법을 무시해서는 안 된다. 어떤 암 환자이든 자신의 자연 치유력을 최상의 상태로 끌어올릴 수만 있다면 스스로 방어력을 발휘하여 암을 이겨낼 수 있다. 자신의 방어력을 최상으로 유지시키기 위해서는 식이요법을 병용해야 한다. 이러한 식이요법은 수술이나 항암제 치료, 방사선치료를 방해하지 않는다.

필자가 암 환자를 치료하면서 경험한 것은 제아무리 좋은 현대 의학적 치료를 받더라도 적절한 식이요법(영양요법) 없이는 어떠한 암 치료법도 효과를 얻기 어려웠다는 점이다.

그러나 반대로 식이요법만으로 암이 치료될 수 있으리라 믿는 사람들이 있는데, 이 역시 매우 위험한 생각이다. 식이요법이 현대 의학의 치료를 대체하는 것은 아니며, 현대 의학적인 치료를 함께 병행해야만 원하는 효과를 거둘 수 있다는 점을 명심해야 한다.

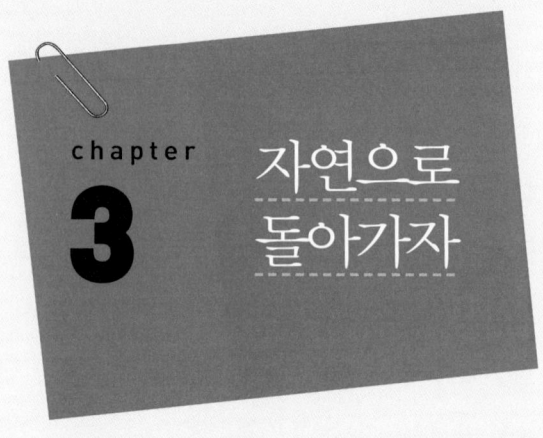

chapter

3

자연으로
돌아가자

1. 고른 영양소를
섭취하자

암 환자는 식욕부진, 소화와 흡수 불량, 체중 감소, 암으로 인한 열량 소모 등 다양한 영양장애를 초래한다. 따라서 식이요법의 기본 원칙은 영양소를 골고루 섭취하는 것이다. 골고루 섭취한다는 것은 균형 잡힌 식사를 한다는 뜻이다. 그래야만 영양장애를 극복할 수 있다. 이는 암 환자뿐만 아니라 건강한 사람의 건강 유지에도 매우 중요한 원칙이다.

음식, 물과 공기(산소)는 생명 유지에 꼭 필요한 물질이다. 음식에는 우리의 건강을 유지하는 데 필요한 6가지 영양소가 함유되어 있다. 에너지 생성 영양소인 탄수화물, 단백질, 지방을 비롯해, 에너지를 내지는 않지만 체내 대사 조절에 필요한 소량의 미량 영양소인 비타민과 미네랄 그리고 물이 함유되어 있다. 우리는 정상적인 기능을 위한 에너지를 탄수화물, 단백질, 지방으로부터 얻는다.

그렇다면 영양소를 골고루 섭취하기 위해서 어떤 음식을 먹어야 할까?

1) 탄수화물은 통곡식으로 섭취하자

탄수화물(당질)은 충분히 섭취해야 한다. 우리 몸은 필요한 에너지를 주로 탄수화물에서 얻기 때문이다. 탄수화물의 칼로리는 1g당 4.1Kcal이다.

탄수화물은 식물로부터 얻는다. 탄수화물의 기본 구조는 자연계에 가장 흔한 단당류인 포도당이다. 포도당은 식물이 자기가 필요한 에너지를 비축하기 위해 만든 것이다. 그리고 이러한 포도당이 여러 개(수십 개 또는 수백 개) 모여 당질을 구성한다.

우리 몸은 탄수화물을 섭취하면 입에서 위에 이르기까지 여러 단계의 효소 작용을 통해 포도당으로 분해된 후 혈관으로 흡수되어 모든 세포로 보내도록 되어 있다. 세포는 호흡으로 들어온 산소를 촉매로 하여 포도당을 대사시켜 필요한 에너지를 얻는다. 에너지로 사용하고 남은 포도당은 글리코겐의 형태로 간이나 근육에 저장된다.

글리코겐은 포도당의 저장 형태로서 에너지가 필요할 때 신속하게 포도당을 이용할 수 있다. 글리코겐으로 저장하고도 남는 포도당이 있으면 간에서 이를 지방으로 만들어 신체 여러 곳에 저장한다.

탄수화물의 공급원으로는 잡곡밥이 좋다. 특히 곡물은 가공하지 않은 그대로가 좋고 종류가 많을수록 좋다. 쌀, 보리, 현미 찹쌀, 율무, 검정콩, 모조, 차조, 수수 등 적어도 5~6종류를 섞어 먹는 게 좋다.

그렇다면 왜 정미(精米)하지 않은 곡물을 먹어야 하는가? 정제하지 않은 곡물에는 몸에 좋은 영양소가 많이 들어 있다. 3대 영양소인 탄수화물, 단백질, 지방과 섬유소가 풍부하고, 비타민 B_1(티아민), 비타민 E, 철, 인 등 각종 미네랄이 들어 있다.

탄수화물이 대사되면서 에너지를 낼 때 비타민 B_1이 반드시 필요하다. 음식물로 섭취한 탄수화물(당질)은 포도당으로 흡수된 후 다시 분해되어 에너지를 발생시킨다. 이때 필요한 것이 비타민 B_1이기 때문에 이것이 부족하면 에너지를 만들 수 없어 쉽게 피로를 느낀다.

비타민 B_1은 전곡류의 씨눈에 가장 풍부하게 들어 있다. 따라서 곡물의 껍질을 전부 제거하면 비타민 B_1이 없어 우리 몸에 필요한 에너지를 만들기 어렵게 된다. 또 곡물의 껍질을 전부 제거하면 포도당과 거의 가까운 분해 형태가 되므로, 이 상태를 섭취할 경우 쉽게 소화되기 때문에 빠르게 포도당으로 변해 혈당이 급속히 올라간다. 그렇게 되면 우리 몸은 혈당을 낮추기 위해 인슐린을 분비하고, 세포들은 인슐린의 명령에 따라 과다한 혈당을 지질로 만들게 된다.

이는 곧 비만의 원인이 될 뿐만 아니라 각종 만성질환, 암의 원인이 된다. 혈당이 올라가면 백혈구의 기능이 저하된다. 즉 림프구나 대식세포의 기능이 현저히 억제되어 감염에 대한 저항력이 약해진다.

당뇨병 환자는 정상인보다 감염률이 높아 염증이 잘 생기고 한번 염증이 생기면 잘 낫지도 않는다. 또 혈당이 올라가면 면역 기능도 영향을 받아 암에 대한 세포 면역도 저하된다.

무엇보다 혈당이 올라가면 혈관 벽을 손상시켜 염증을 일으키고 활성산소의 생성 원인이 된다. 활성산소는 유전자인 DNA를 손상시켜 암세포를 만들기도 한다. 암 환자는 암세포가 하나라도 새로 생기는 것을 막아야 하므로 과다한 당질(설탕)이나 정제한 곡물은 피해야 한다. 이것이 정제하지 않은 곡물을 먹으라고 권장하는 이유이다.

◈ 현미식이 건강식이다

쌀을 수확하기 위해서는 못자리에 볍씨를 뿌린 후 벼를 수확하게 되는데, 이때 벼는 왕겨라는 껍질에 쌓여 있다. 이 왕겨 부분을 벗기기 위해 한 번 도정한 것이 9분도인 현미이다. 여기서 현미의 껍질인 겨를 제거한 것이 배아미인데, 여기에는 씨눈(배아)이 붙어 있다. 그리고 다시 한 번 더 도정하여 쌀의 씨눈까지 제거한 것이 백미, 즉 흰쌀이다.

씨눈 부분에는 탄수화물, 단백질, 지방을 비롯해 각종 비타민과 미네랄, 필수아미노산 등 여러 가지 영양소가 풍부하게 들어 있다. 씨눈은 싹이 나오는 곳이다. 씨눈이 붙어 있는 종자는 생명력이 강해 몇백 년이 지나도 적당한 수분을 공급하면 싹이 튼다. 한마디로 현미는 생명력이 대단히 강한, 살아 있는 완전 영양식품임을 알 수 있다.

그런데 자연이 준 완전 영양식품을 그대로 먹지 않고, 맛있게 먹기 위해 겉껍질을 깎고 깎아서 만든 흰쌀을 먹는 탓에 문제가 생기는 것이다. 즉 영양분이 대부분 들어 있는 부분은 깎아서 가축에게 줘버리고 우리는 아무런 영양가도 없는 찌꺼기만 먹는 셈이다.

흰쌀은 백미(白米)라고도 하는데, 백미라는 글자를 나란히 배열하면 지게미 박(粕)이라는 글자가 된다. 지게미란 술을 거르고 남은 술찌꺼기를 말한다. 완전 영양식품인 현미를 도정하여 영양분이 있는 부분을 모두 쌀겨로 버리고 남은 찌꺼기가 백미, 즉 흰쌀이다.

흰쌀은 죽은 식품이다. 생명이 없는 음식은 생명의 양식이 될 수 없다. 씨눈까지 제거한 찌꺼기를 먹어서는 안 된다. 씨눈이 그대로 있는 현미를 먹어야 한다. 현미에는 우리에게 필요한 여러 영양소들이 균형 있게 들어 있기 때문에 수천 년 전 조상 때부터 우리는 현미를 주식으로 먹어왔다.

현미야말로 생명이 있는 살아 있는 쌀이다. 생명이 있는 쌀을 먹어야만 우리의 생명도 지킬 수 있다. 건강을 위해 잡곡을 섞은 현미밥을 지어 온 식구들과 함께 먹도록 하자. 도정하지 않은 현미와 잡곡으로 지은 자연식이야말로 최고의 건강식이다.

2) 지나치면 독이 되는 단백질

우리 인체는 수분이 약 60~65%이고, 유기질(탄수화물, 단백질, 지방)이 25~30% 그리고 나머지 약 5%가 미네랄이다. 특히 25~30%의 유기질 중에서 약 75%가 단백질이다. 이처럼 물과 단백질은 우리 몸의 주성분을 이루며, 우리의 건강을 근본적으로 좌우한다.

단백질은 우리 몸을 구성하는 가장 기본적인 물질로, 우리 몸의 세포와 조직, 기관이나 근육 발육 그리고 각종 효소, 호르몬의 원료로 이용된다. 단백질은 아미노산으로 구성되어 있다. 단백질을 섭취하면 아미노산으로 분해되어 흡수된 뒤 우리 인체에 필요한 단백질로 전환된다.

말하자면 식품 속에 들어 있는 단백질과 우리 몸이 필요로 하는 단백질에는 차이가 있다. 즉 아미노산은 생체 내에서 다른 분자들로부터 합성될 수 있는가, 아니면 외부에서 공급되어야 하는가의 여부에 따라 비필수아미노산과 필수아미노산으로 분류된다.

아미노산은 지구상에 20종만이 존재하는데, 그중 8가지는 체내에서 만들 수 없는 필수아미노산으로서 반드시 식품을 통해 섭취해야 한다. 동물성 단백질은 8가지 필수아미노산을 골고루 갖추고 있는데 반해 식물성 단백질은 이 가운데 몇 가지가 빠져 있는 경우가 대부분이다. 특히 필수아미노산의 섭취는 한 종류라도 빠뜨리면 영양 장애를 일으킬 수 있으므로 매일 섭취해야 한다.

단백질은 새로운 조직을 만들고 면역 물질을 만드는 기본 원료이므로 암 환자에게는 반드시 필요한 영양소이다. 그러나 필요 이상의 단백질 섭취는 몸에 독이 된다. 아미노산은 아미노기(-NH₂)를 가지고 있다. 즉 단백질은 탄수화물이나 지방과 달리 질소를 포함하고 있어 에너지로 이용된 후에 깨끗이 연소되지 않고 독성이 함유된 질소 찌꺼기가 남는다. 이때 간은 이 찌꺼기를 처리하는 과정에서 독성이 강한 요소를 만들어내며, 이 요소를 몸 밖으로 내보내는 역할을 신장이 맡게 된다.

이처럼 과잉 섭취된 단백질은 일차적으로 간을 거치고 최종적으로 신장을 거쳐 소변으로 배출된다. 특히 동물성 단백질을 지나치게 섭취하면 장에서 완전히 흡수되지 못하고 남은 단백질이 장내에서 부패하여 인돌, 메탄가스, 암모니아 등의 독소를 만들어낸다. 이때 간에서 이러한 독소를 해독하므로 간에 무리가 따르게 된다.

암 환자는 간 기능, 신장 기능이 저하되어 있는데, 거기에다 단백질 분해 산물인 요소를 제거하는 데 간과 신장이 얽매이다 보면 각종 유해물질에 대한 해독 능력이 약해질 수밖에 없다. 또 단백질의 분해 산물인 질소화합물은 인체 방어 기능인 면역 체계를 교란시킨다.

따라서 단백질 섭취를 줄이면 간과 신장의 부담을 줄이고 면역 체계의 혼란을 막을 수 있다. 그렇다면 하루 섭취해야 하는 단백질의 양은 얼마나 될까?

단백질의 하루 필요량은 체중 1kg당 약 1g이다. 예를 들어 체중이 60kg인 사람은 하루에 60g으로 충분하다. 단백질도 우리 몸에 꼭 필요한 영양소이지만 지나치면 독이 된다.

◈ 동물성 단백질이냐? 식물성 단백질이냐?

필수아미노산이 모두 들어 있는 단백질을 양질의 단백질이라 하고, 1개 또는 그 이상의 필수아미노산이 빠져 있는 단백질을 저질의 단백질이라고 한다. 동물성 단백질은 필수아미노산을 모두 함유하고 있고, 식물성 단백질은 이 가운데 몇 가지가 빠져 있는 경우가 대부분이어서 영양학에서는 동물성 단백질을 양질의 단백질이라고 한다.

그러나 동물성 단백질은 고급 단백질, 식물성 단백질은 저급 단백질이라고 하는 부르는 것은 옳지 않다. 왜냐하면 첫째, 식물성 단백질에도 필수아미노산이 많이 들어 있고, 둘째, 아미노산도 식물이 만들어내는 물질이며 동물은 식물이 생산한 여러 아미노산을 이용해야 동물성 단백질을 만들 수 있기 때문이다.

이를테면 동물성 단백질이든 식물성 단백질이든 모두 아미노산으로 구성되어 있으므로 그 기본은 같다. 오히려 동물성 단백질의 과잉 섭취는 간과 신장에 부담을 줄 수 있다.

정제하지 않은 곡류에는 아미노산이 풍부하고 섬유질도 함유하고 있어 단백질 과잉에 대한 걱정 없이 얼마든지 먹을 수 있다. 식물성 단백질에는 섬유소가 풍부한 반면 지방은 없다. 따라서 동물성 단백질보다는 식물성 단백질을 섭취하는 것이 더 좋다. 필자는 식물성 단백질을 중심으로 섭취하되 부족한 부분은 동물성 단백질로 보충하는 것이 좋다고 생각한다.

쇠고기에는 채소에 비해 단백질은 많이 함유되어 있지만 칼로리는 채소의 12~15배나 된다. 또 칼슘, 철분, 마그네슘, 섬유질, 피토케미컬(phytochemical), 항산화제, 비타민, 미네랄 같은 영양소는 매우 적고 콜레스테롤은 많은 편이다.

그런 반면 콩, 곡물, 채소에도 식물성 단백질이 많이 포함되어 있으므로 고기를 먹지 않아도 단백질을 충분히 섭취할 수 있다. 식물성 단백질을 포함하고 있는 대표적인 식품이 바로 콩이다.

3) 지방은 약간 적은 듯이 섭취하자

탄수화물과 단백질은 1g당 약 4.1kcal의 열량을 내는 데 반해 지방은 약 9.3kcal의 열량을 낼 수 있다. 즉 지방은 탄수화물이나 단백질에 비해 1g당 거의 두 배나 되는 열량을 갖고 있는 주요한 에너지 공급원이다.

지방은 지방산과 글리세롤의 결합체이다. 지방산도 다른 영양소와 마찬가지로 탄소와 산소, 수소로 구성되어 있다. 이것은 지방도 식물이 합성해낸 영양소라는 뜻이다.

지방(기름)은 각종 곡식의 눈이나 껍질, 식물의 씨앗에 많이 포함되어 있다. 옥수수나 포도에는 지방이 없어 보이지만 옥수수나 포도씨를 통해서도 많은 기름을 짜낼 수 있다.

◇ **좋은 지방산과 해로운 지방산**

지방산은 탄소원자 사슬 간의 이중결합의 유무(포화 정도)에 따라 포화지방산(SFA)과 불포화지방산(UFA)으로 나뉜다. 그리고 불포화지방산은 다시 단가불포화지방산(MUFA, monounsaturated fatty acid)과 다가불포화지방산(PUFA, polyunsaturated fatty acid)으로 분류된다. 포화지방산은 상온에서 고체 상태로 동물성 지방에 많고, 불포화지방산은 상온에서 액체 상태이므로 기름으로 불리며 식물성기름 및 생선의 지방에 많다.

지방산은 긴 탄소사슬로 연결되어 있는데, 알파(α) 부분인 카르복시기(-COOH)에서 시작하여 오메가(ω) 부분인 메틸기(-CH$_3$)로 끝난다. 오메가(ω)는 화학구조상 마지막이라는 뜻으로 처음의 알파(α)와 대비되는 말이다.

포화지방산은 쇠고기나 돼지고기 같은 동물성 식품, 코코넛유, 팜유 등에 많이 함유되어 있다.

불포화지방산은 이중결합의 수에 따라 단가불포화지방산과 다가불포화지방산으로 나뉜다. 단가불포화지방산은 한 개의 이중결합을 갖는데, 올리브유나 카놀라유에 많이 포함된 올레산(ω-9계 혹은 n-9계 지방산)이 가장 대표적이며 체내 합성이 가능하다.

다가불포화지방산은 2개 이상의 이중결합을 가지며, 크게 오메가-3지방산(ω-3 혹은 n-3계 지방산)과 오메가-6지방산으로 나눌 수 있다.

오메가-3지방산은 메틸기로부터 세 번째 탄소에서 처음으로 이중결합이 나타나는 경우를 말하며, 체내에서 생성되지 않는 필수지방산이므로 음식을 통해 섭취해야만 한다. 오메가-3지방산은 식물성 플랑크톤이나 클로렐라 등에 많이 함유되어 있고 이를 먹는 어류나 이 어류를 먹는 물범 등 해양 포유류에 많이 축적되어 있다. 오메가-3지방산은 고등어, 정어리, 꽁치, 참치 등 등 푸른 생선에 많이 함유되어 있다.

또 오메가-3지방산은 DHA(docosahexaenoic acd), EPA(eicosa-pentaenoic acid), ALA(α-linolenic acid) 등으로 구분하는데, DHA와 EPA는 어류에, ALA는 식물에 많이 함유되어 있다. 즉 등 푸른 생선

에 많은 DHA와 EPA, 대마 기름에 많은 알파 리놀렌산(α-linolenic acid) 등이 여기에 속한다.

오메가-6지방산은 메틸기로부터 여섯 번째와 일곱 번째 탄소 사이에 이중결합이 있는 지방산으로 리놀레산(linoleic acid), 감마 리놀렌산(γ-linolenic acid), 아라키돈산(arachidonic acid) 등이 여기에 속한다.

포화지방이나 불포화지방이나 단위 무게당 칼로리는 동일하지만,

포화지방산(동물성)과 불포화지방산(식물성)

%	포화지방산	단가불포화지방산	다가불포화지방산	
			n-6	n-3
쇠고기	50	45	5	
돼지고기	45	45	10	
닭가슴살	30	50	20	
버터	65	30	5	
올리브오일	15	75	10	
카놀라오일	5	55	35	5
땅콩기름	15	50	35	
옥수수기름	15	25	60	
콩기름	15	25	50	10
참기름	15	35	45	5
달맞이꽃종자유	10	9	81	
들깨기름	10	15	20	55
아마씨유	9	19	14	58

※ n-6: 오메가-6지방산, n-3: 오메가-3지방산

일단 몸속에 들어가면 다른 길을 밟게 된다.

앞서 표에서도 보았듯이 몸에 해로운 포화지방산을 동물성 지방이라고 하며, 쇠고기나 돼지고기, 닭가슴살, 버터에 많이 들어 있다. 포화지방산의 가장 큰 문제점은 조금만 온도가 내려가도 곧바로 굳어버린다는 것이다.

따라서 포화지방산을 많이 섭취하면 우리 몸속에서도 지방이 굳어 혈관 벽에 들러붙게 된다. 그리하여 동맥경화와 더불어 심장 질환을 일으킨다. 지방은 세포막의 주성분이다. 더구나 포화지방산으로 인해 세포막이 굳어지면 각종 호르몬이 주는 신호를 잘 받아들이지 못해 세포의 신진대사가 원활하게 이루어지지 않는다.

좋은 지방인 불포화지방산은 세포막을 부드럽게 하여 신진대사를 원활하게 하지만, 나쁜 지방인 포화지방산은 세포막을 경화시켜 세포의 신진대사를 억제시킨다. 바로 이것이 포화지방산이 해로운 이유이다.

◆ 적절한 섭취가 중요한 불포화지방산

포화지방산의 반대인 불포화지방산 역시 적절한 섭취가 중요하다. 깊은 바닷속에 사는 생선 지방은 불포화지방산으로 굳지 않는다. 생선 기름이 몸에 좋은 이유가 바로 이것이다. 그 때문에 불포화지방산은 아무리 많이 먹어도 유익한 것으로 오해하기 쉬우나, 사실 불포화지방산을 섭취할 때에도 주의할 점이 있다.

불포화지방산에는 단가불포화지방산과 다가불포화지방산이 있다. 단가불포화지방산은 올리브유나 카놀라유에 많이 들어 있고, 다가불포화지방산은 다시 오메가-3지방산과 오메가-6지방산으로 나뉜다.

오메가-3지방산으로는 들깨기름과 아마씨유 등에 많이 들어 있는 알파 리놀렌산(ALA)과 고등어, 꽁치, 청어, 연어, 참치와 같은 등 푸른 생선에 많은 DHA와 EPA가 있다. 그리고 오메가-6지방산은 옥수수기름, 콩기름, 참기름, 해바라기씨기름과 특히 달맞이꽃종자유에 많이 들어 있다.

오메가-3지방산은 중성지방과 저밀도 콜레스테롤을 감소시킨다. 또한 동맥경화를 예방하는 좋은 콜레스테롤인 고밀도 콜레스테롤의 수치를 증가시킨다. 그리고 혈액 응고를 방지하여 동맥경화증과 심장병을 감소시키는 효과도 있다. 무엇보다도 신체 내 염증성 변화를 줄여주는 생리적 기능이 있어 암을 예방한다.

그러나 우리가 주로 먹는 옥수수기름, 콩기름, 참기름 등은 오메가-6지방산으로, 오메가-3지방산은 거의 없다. 즉 우리가 먹는 지방산 가운데 하나는 필요 이상으로 많이 섭취하고 있고, 다른 하나는 거의 섭취하지 못하고 있는 것이나 다름없다.

우리가 먹는 식사의 오메가-6지방산과 오메가-3지방산의 비율은 16대 1 정도로 필수지방산 간의 불균형이 매우 심각하다. 오메가-6지방산을 과다 섭취하면 그 대사물질인 아라키돈산(arachidonic acid)이 생성되어 염증을 일으키고 혈액을 응고시켜 혈전을 생성한다. 따라서 동맥경화를 유발하여 심혈관 질환 및 뇌혈관 질환의 발생 위험을 높이게 된다. 더구나 오메가-6지방산을 과다 섭취하면 그의 대사물질인 아라키돈산이 프로스타글란딘 E_2(Prostaglandin E_2)로 변환된다. 프로스타글란딘 E_2는 발암 촉진인자이므로 과잉 섭취하면 암이 생길 수 있다.

한국영양학회는 오메가-6지방산과 오메가-3지방산을 4~10 : 1의 비율로 섭취할 것을 권장하고, 미국 국립보건원에서는 4 : 1의 비율을 추천하고 있다. 그러나 실제로 음식을 먹으면서 지방산의 섭취 비율을 맞추기란 쉽지 않다. 이들의 비율을 맞추는 몇 가지 요령은 다음과 같다.

첫째, 곡류를 주식으로 하는 식생활에서는 오메가-6지방산의 섭취가 오메가-3지방산의 섭취에 비해 많기 때문에 오메가-3지방산이 풍부한 등 푸른 생선을 규칙적으로 먹고, 오메가-6지방산이 상대적으로 많은 옥수수기름, 콩기름의 섭취를 줄이도록 하자.

둘째, 식물성기름도 종류에 따라 선택하는 지혜가 필요하다. 오메가-6지방산이 많은 식용유보다는 오메가-3지방산이 많은 들깨기름과 아마씨유가 더 좋은 식용유라 할 수 있다.

한편 인체에 꼭 필요한 지방산 중에서 체내에서 합성되지 않거나 합성되는 양이 부족해 반드시 음식의 형태로 섭취해야 하는 지방산이 있는데, 바로 필수지방산이다. 오메가-3지방산과 오메가-6지방산은 상호 전환될 수 없으며, 반드시 식품으로 섭취해야 하는 필수지방산이다.

그러나 필수지방산을 섭취하는 데에도 주의가 필요하다. 불포화지방산 중에는 단가 지방산이 다가 지방산보다 안전하고 열에도 강하다. 올리브유나 깊은 바닷속 찬 곳에서 사는 생선의 기름은 주로 단가 지방산이다. 따라서 공기에 노출되어도 산화가 서서히 일어난다. 올리브기름에는 항산화 물질이 들어 있고 간접적으로 암을 억제시키는 효과를 지닌 올레산(Oleic acid)이 다량 함유되어 있어 암 발병을 낮춘다. 그러므로 음식을 조리할 때는 올리브기름을 사용하는 것이 좋다.

한편 불포화지방산인 식물성기름이 몸에 좋다고 알려지면서 옥수수기름, 콩기름, 포도씨기름 등을 섭취는 경향이 많은데, 특히 몸에 좋다는 다가불포화지방산은 불안전하여 공기와 접촉하면 바로 산화되기 시작한다. 따라서 필수지방산을 제대로 섭취하려면 요리할 때 넣어 먹기보다는 곡물, 콩, 들깨나 식물의 씨앗 등 기름의 원료가 되는 것을 자연 그대로 통째로 먹는 것이 좋다.

식물성기름은 불포화지방산이 풍부해서 몸에 유익하지만 불포화지방산이 산화되면 과산화지질로 변하게 된다. 중요한 것은 과산화지질이 산화된 지방이라는 점이다. 따라서 산화된 지방은 우리 몸에서 활성산소를 만들어내는 원인이 되고, 활성산소는 세포 내 유전자를 손상시켜 암의 원인이 되므로 우리 몸에 매우 해롭다.

◆ 트랜스지방산만큼 나쁜 기름은 없다

가장 해로운 기름으로 트랜스지방산을 들 수 있다. 트랜스지방이 포화지방보다 2배 정도 건강에 더 나쁘다고 한다. 왜냐하면 트랜스지방은 포화지방처럼 나쁜 콜레스테롤은 높이고 좋은 콜레스테롤은 감소시키며 고혈압, 심장병, 암 등의 원인이 되기 때문이다.

원래 식물성기름은 상온에서 액체 상태이다. 이것은 불포화지방산이 많이 포함되어 있기 때문이다. 반면에 동물성기름은 포화지방산이 많이 들어 있어 상온에서 고체 상태이다. 그런데 마가린은 식물성기름인데도 상온에서 고체 상태로 있다. 마가린이 상온에서 고체인 이유는 식물성기름에 수소를 첨가해 불포화지방산을 포화지방산으로 변화시켰기 때문이다.

트랜스지방은 액체 상태인 식물성기름에 수소를 첨가해 고체 상태로 만든 일종의 돌연변이 지방이다. 특히 마가린이나 쇼트닝 같은 경화유에 많이 포함되어 있다. 마가린이 가장 해로운 기름이며, 쇼트닝도 마가린만큼이나 포화지방산을 다량 함유하고 있어 몸에 나쁘다. 쇼트닝은 과자나 튀김 음식을 만들 때 사용하는데, 음식을 바삭하고 고소하게 만드는 특징이 있다. 그래서 트랜스지방은 쇼트닝으로 만든 과자나 비스킷, 팝콘, 감자튀김, 도넛 등 시중에 유통되는 가공식품에 많이 들어 있다.

미국과 유럽에서는 트랜스지방산을 퇴출시키려 무척 애쓰고 있으며, 트랜스지방산의 식품 함유량에 제한을 두고 일정 수치를 초과할 경우 판매를 금지하고 있다. 다행히 최근에는 국내에서도 상당수의 식품업체가 트랜스지방을 넣지 않은 제품들을 많이 출시하고 있으므로 영양 성분표를 꼼꼼히 확인하고 제품을 고르도록 하자.

외국과 국내 식품회사들은 제품에 트랜스지방산을 0g이라고 표시하고 있다. 이것은 1회 용량에 트랜스지방산 함유량이 0.2g 이하라는 것을 의미한다. 세계보건기구(WHO)는 성인 일인당 하루 섭취량을 2.2g으로 제한하고 있다. 트랜스지방은 백해무익하고 아무 영양가가 없는 포화지방산이므로 가급적이면 안 먹는 것이 좋다.

그러나 불가피하게 먹을 경우에는 꼭꼭 씹어서 먹도록 하자. 꼭꼭 씹어 먹으면 침과 섞여 트랜스지방산이 어느 정도 중화되기 때문이다. 하지만 트랜스지방은 최대한 적게 먹는 것이 바람직하다. 아울러 몸에 이로운 불포화지방의 섭취 비율을 늘리고, 건강에 해로운 포화지방과 트랜스지방의 섭취 비율을 낮추는 지혜가 필요하다.

2. 항산화제가 풍부한 채소와 과일

150억 년 전, 어느 순간 '쾅' 하고 터진 빅뱅에 의해 우주가 탄생하고 수많은 별들이 생겨났다. 그렇게 해서 은하수가 되고 태양계가 되고 46억 년 전 지구가 태어났다. 처음에는 사람은 물론이고 동식물도 아무것도 없었다. 그러다 38억 년 전 생명체가 지구상에 나타났다. 그래서 흔히 지구 역사를 46억 년이라고 하고, 인류 역사는 원인류부터 시작해서 약 300만 년이라고들 한다.

46억 년 전 지구 생성 초기에는 대기에 산소가 없고 탄산가스가 주를 이루었다. 산소가 없기 때문에 녹이 슬 일도 없었다. 최초로 탄산가스에 의존하는 생명체가 나타났는데, 바로 식물이다. 식물은 잎을 통해 이산화탄소를 흡수하고 뿌리에서 끌어올린 물과 땅속의 미네랄과 유기물질을 이용하여 광합성을 통해 탄수화물, 단백질, 지방을 만들고 나서 산소를 폐기물로 공기에 버렸다.

한편 암모니아라든가 수소화합물 같은 공기 중의 유기화합물을 가지고 자기 생활을 영위해가던 미생물들도 서서히 조금씩 산소를 내뿜기 시작하였다. 그 결과 식물들과 미생물이 산소를 내뿜으면서 지구 공간에 산소가 생겨나게 된 것이다.

차츰 산소의 양이 증가함에 따라 그 산소에 의존하여 생존하는 생명체가 나타났는데, 이것이 바로 동물이다. 동물은 식물이 폐기한 산소를 이용하여 생존하는 생명체이다. 대기에 버려진 산소는 식물에게는 오히려 해로운 물질이다.

초기에 산소가 적었을 때는 아무런 문제가 없었지만 차츰 대기 속에 산소의 양이 많아지면서 식물은 해로운 산소로 인해 생존의 어려움을 느끼게 되었다. 산소가 생기면서 녹이 슬고 산화가 진행되기 시작했는데, 그러다 보니 산소에 적응하지 못하는 식물들은 서서히 죽어갔다.

옛날에는 산소가 독이었다. 그래서 산소를 중화시킬 수 있는 항산화제를 스스로 자기 몸에서 만들 줄 아는 것들만 살아남게 되었다. 반면 항산화제를 만들지 못하는 식물들은 산소의 피해를 견디지 못하고 전부 퇴화했다.

식물은 몇 억 년을 지나오는 동안 산소에 의한 피해를 막기 위해 항산화제를 스스로 만들어내야 했다. 지금 지구상에 존재하는 모든 식물들은 전부 항산화제를 생성할 수 있었기에 살아남을 수 있었다. 적자생존의 원칙은 동물의 세계뿐 아니라 식물의 세계에도 적용되며, 주위의 해충과 세균, 질병으로부터 자신을 보호해주는 항산화 기능을 많이 가진 식물들만이 오늘날까지 생존해오게 되었다.

식물은 자외선을 받으면 활성산소가 발생되어 산화가 촉진된다. 따라서 식물들도 자신의 몸을 지키기 위해 항산화 물질을 대량으로 만들어낸다. 이것이 식물들이 함유하고 있는 비타민 A·C·E 등의 비타민류나 피토케미컬(phytochemical)이다.

또 식물들도 바이러스(virus), 박테리라(bacteria), 진균(fungus) 등으로부터 자기 자신을 보호하기 위해 각종 생화학 물질을 만들어낸다. 식물이 만들어내는 식물성 화학물질을 피토케미컬이라 한다. 피토케미컬은 잎과 열매에 많이 함유되어 있다. 채소의 잎과 과일 표면의 빨강, 주황, 노랑, 보라, 녹색 같은 독특한 색깔이 바로 피토케미컬에 의한 것이다. 따라서 과일의 경우 껍질에 항산화제가 가장 많이 포함되어 있다.

식물마다 각각 다른 고유한 피토케미컬을 생산하며 그 종류도 수천 가지이다. 색깔이 진할수록, 향이 강할수록 여러 약리작용을 나타낸다. 하지만 햇빛, 그중에서도 자외선을 많이 쬔 채소나 과일 속에는 항산화제가 많은 반면, 비닐하우스에서 기른 식물에는 항산화제가 적다.

이처럼 오랫동안 살아오는 과정에서 동물과 인간은 그런 항산화제가 있는 것들을 먹기 시작하였다. 식물한테는 피토케미컬인 것이고, 우리 몸에 들어오면 항산화제 역할을 하는 것이다.

피토케미컬은 식물들이 자신을 방어하기 위해 만들어낸 항산화 물질이지만, 이것을 사람이 먹게 되면 질병과 노화를 방지하고, 그 이상으로 혜택을 얻게 된다. 건강을 위한다면 내가 좋아하는 식물만 먹어서는 안 된다. 평소 색상이 다양한 여러 종류의 채소, 여러 종류의 과일을 섭취하는 것이 좋다. 그렇게 하면 많은 양의 다양한 항산화제를 섭취할 수 있다.

이렇게 섭취한 항산화 물질은 내 몸의 세포가 늙고 손상되는 것을 막아주는 방어군 역할을 한다. 우리 몸은 자연 치유를 위해 이러한 피토케미컬들을 기다리고 있다. 이들이 우리 몸의 자연 치유를 돕고 있다. 내 몸의 유전자는 이것들을 기다리고 있다.

1) 알면 알수록 신비한 피토케미컬의 효능

각종 녹황색 채소와 과일의 항암 효과를 이해하기 위해 우선 피토케미컬이 가지고 있는 공통된 효능을 알아보자.

첫째, 녹황색 채소와 과일에 들어 있는 대부분의 피토케미컬은 항산화 작용을 한다. 그래서 암을 예방하고 암의 진행을 억제하는 효과를 발휘한다.

둘째, 지금까지 확인된 항암식품의 주요 피토케미컬들은 암을 일으키는 다단계 발암 과정의 어느 특정 단계에서 그 기능을 수행하여 암을 억제시킨다.

이 두 가지 효과를 알면 앞으로 설명하는 여러 가지 채소나 과일들의 항암 효과에 대한 설명을 쉽게 이해할 수 있을 것이다.

먼저 정상 세포가 암세포로 변하는 과정부터 살펴보기로 하자. 암은 단 하나의 정상 세포로부터 시작해서 암세포로 가는 데까지 한 단계가 아닌 다단계의 발암 과정을 거치는 것으로 알려져 있다.

가장 첫 단계가 개시 단계이다. 건강한 세포가 발암물질에 의해 유전자 손상을 받아 개시화된 세포가 생기는 과정으로, 이는 순간적으로 일어나기 때문에 이를 예방하는 것은 불가능하다. 실제로 우리 몸속에는 누구나 개시화된 세포를 가지고 있다.

두 번째 단계는 촉진 단계이다. 개시화된 세포가 발암 촉진제에 의해 유전자 표현형이 변화되어 전암(前癌) 세포가 발생되는 단계로, 10년 이상에 걸쳐 서서히 진행된다.

이 전암 세포는 암세포로 가기 전 단계의 세포로, 우리 몸 여기저기에 퍼져 있다가 분열과 증식을 되풀이하면서 활성산소 등에 의해 손상을 받아 길고 긴 단계적 변화가 누적되어 비로소 암세포 하나가 탄생하게 된다.

활성산소(free radical)란 우리가 음식물을 먹으면 음식들이 대사되면서 그 부산물로 나오는 물질로서, 한마디로 암을 일으키는 모든 다단계 과정에 관여하여 세포의 유전자를 손상시키는 악동과도 같다. 이처럼 전암 세포는 활성산소의 영향을 받게 된다.

이렇게 되면 문제는 자못 심각해진다. 손상받은 유전자가 우리 몸 도처에 있다가 몸 상태가 안 좋아지면 암세포로 넘어가는 수순을 밟게 되기 때문이다. 따라서 암세포는 건강 세포에서 암 개시 세포를 거쳐 전암 세포가 되었다가 암세포로 변환된다. 그리고 그다음 단계에서 암세포가 분열 증식하여 퍼지게 된다.

그런데 놀라운 점은, 우리들 대부분의 몸속에서는 정상 세포가 암 개시 세포가 된 후 전암 세포가 되는 두 번째 단계까지 계속 진행이 이루어져왔다는 사실이다. 이 말은 우리들 대부분은 언제든지 암 환자가 될 수 있다는 말이기도 하다.

활성산소는 암을 일으키는 다단계 과정의 모든 단계에 관여할 뿐만 아니라 암세포의 성장과 전이에 필요한 영양분과 산소의 보급로인 신생혈관의 생성을 유도한다. 따라서 활성산소는 암을 일으키는 원흉 가운데 하나이다.

피토케미컬 중에는 암 이외에도 각종 성인병에 효능을 나타내는 종류가 많지만, 그 효능을 암에만 국한시킨다면 다음과 같이 정리할 수 있다.

첫째, 건강한 세포가 암 개시 세포로 가지 못하도록 차단한다. 좋지 않은 발암물질을 먹거나, 화학물질인 벤젠 같은 온갖 안 좋은 발암성 물질을 흡입해도 위험한 세포로 변하지 않도록 중화시켜주는 일을 관장하는 피토케미컬이 있다.

둘째, 암으로 개시화된 세포가 전암 세포로 촉진되는 과정을 막는 피토케미컬이 있다.

셋째, 전암 세포가 된 후에 진짜 암세포로 진행되지 않도록 관장하는 피토케미컬이 있다.

넷째, 이미 암세포가 되었다면 암이 자라지 못하도록 여러 가지 작용을 발휘해서 더 이상 커지지 않게 하거나 급속도로 성장하는 것을 막아주는 피토케미컬이 있다.

피토케미컬의 이러한 작용 때문에, 병원에서 포기했던 환자임에도 불구하고 식이요법을 열심히 하고 나서 2~3년 뒤에 다시 검사했을 때 오히려 암세포가 줄어들어 호전된 경우가 가끔 있다.

반면에 그렇지 않은 사람도 분명 있으므로 식이요법만으로 암을 치유한다는 것은 무리가 있다. 만약 식이요법으로 좋아진 경우라면, 그 사람이 먹는 특정 식품의 여러 피토케미컬이 잘 어울려 상승작용해서 병이 호전된 것이다. 즉 특정 식품은 사람마다 개인차가 있다.

필자도 이런 암의 자연 치유 현상에 대해 관심을 기울이며, 어떻게 하면 이런 효과를 극대화시킬 수 있는지를 연구하고 있다. 자연에는 우리 몸을 치료하는 것들이 모두 준비되어 있는 듯하다. 모든 질병의 정답은 자연에 존재한다. 인간이 만들어낸 약 중에서 가장 훌륭하다고 하는 아스피린은 버드나무 껍질에서 만든 것이다. 또한 페니실린 역시 곰팡이에서 나온 것이다.

2) 채소와 과일을 효율적으로 섭취하는 방법

암 예방을 위해 건강한 사람은 신선한 녹황색 채소와 과일을 자주 섭취해야 한다. 암 환자가 치료 목적으로 섭취하는 경우에도 마찬가지이다. 채소와 과일을 다양하게 많은 양을 적극적으로 섭취할 필요가 있다. 여러 종류의 채소와 과일을 섭취하면 많은 양의 항산화제를 섭취할 수 있다. 많은 양의 채소와 과일을 섭취하는 방법으로는 주스로 갈아 마시는 것이 좋다.

이때 주스는 물을 첨가하지 않고 채소와 과일만을 믹서나 주서기에 넣고 갈아 만들도록 하자. 믹서는 칼날로 잘게 썰어서 주스를 만드는 기계이고 주서기는 압착하여 즙을 짜내는 기계이다. 주스를 만들어 먹는 방법이 신선한 채소와 과일을 가장 효율적으로 많이 섭취하는 방법이다.

여기서 한 가지 알아둘 점은, 믹서로 만든 주스에는 섬유질이 많이 들어 있지만 주서기로 갈아 만든 주스에는 섬유질이 거의 들어 있지 않다는 사실이다. 믹서로 만든 주스에는 섬유질이 들어 있어 변비에 좋고 장내 유익한 세균들의 먹이가 되므로 장의 건강에 도움이 된다. 반면에 주서기로 만든 주스는 섬유질이 거의 없으므로 흡수가 빨라 위장에 부담을 주지 않는 영양식품이다.

반면 주스를 만들어 유리병이나 깡통에 담아 판매하는 가공식품은 보존을 위해 식품첨가물이 들어 있고 신선한 영양분이 훨씬 적다.

따라서 신선한 채소와 과일로 직접 주스를 만들어 마시도록 하자. 주스는 아무 때나 마셔도 되지만 특히 공복에 마시는 것이 좋다.

한편 피토케미컬은 내 몸에 상당히 많은 양이 들어와야 효과를 낸다. 토마토 1개에는 소량의 라이코펜(lycopene)이 들어 있다. 건강을 위해서는 하루에 토마토를 2개 정도 먹으면 된다. 하지만 라이코펜으로 치료 효과를 보기 위해서는 굉장히 많은 토마토를 먹어야 한다.

채소와 과일은 먹고 싶은 만큼 충분히 먹어도 좋다는 것이 필자의 생각이다. 내 몸의 중병을 치료하려면 적어도 10서빙, 즉 10잔은 마셔야 한다. 하지만 10잔을 만들어 먹기에는 시간적 여유가 없으므로 반 정도만 그렇게 먹고, 나머지는 피토케미컬과 동일한 효과를 내는 보조제를 함께 먹는 것도 방법이다.

3. 베스트 항암식품 17가지

1) 마늘(Garlic)

여러 요리에 빠지지 않고 들어가는 마늘은 음식 고유의 맛을 내는 중요한 양념이다. "마늘을 매일 먹으면 무병장수 한다"는 옛말도 있다. 마늘은 음식의 소화 능력을 향상시키고 해독 능력도 뛰어나는 등 다양한 효능을 지닌다. 그중에서도 가장 주목할 만한 효과는 심장 질환의 예방, 면역 증강, 항암 작용이다.

마늘을 먹으면 콜레스테롤을 낮추고 혈소판이 뭉쳐 생기는 혈전을 방지함으로써 혈전이 혈관을 막아서 생기는 심근경색증, 뇌경색 등의 심혈관 질환을 예방한다. 또 면역 증강 작용이 있다. 이는 마늘 속에 포함된 아연 성분 때문이다. 마늘은 암세포에 대해 매우 강력한 억제 작용을 지니고 있는 대표적인 항암식품이다.

최근에는 미국 국립암연구소가 항암식품 40여 종 가운데 마늘을 1위로 선정하면서 마늘의 효능이 과학적으로 입증되기도 했다. 대체 마늘의 어떤 성분이 항암 작용을 하는 것일까?

예로부터 마늘은 단 한 가지의 해로움에 백 가지 이로움이 있다 하여 '일해백리'(日害百利)라 일컬어져왔다. 그 단 한 가지 해로움이라는 것은 마늘 특유의 자극적인 냄새이다.

그런데 바로 이 냄새를 내는 물질이 항암 성분이다. 즉 마늘은 단 한 가지의 해로움도 없는 모든 것이 몸에 이로운 항암식품이다. 따라서 필자는 마늘을 일해백리(日害百利)가 아니라 '무해백리'(無害百利)한 식품이라고 부르고 싶다.

마늘에는 알리신(allicin)을 비롯한 각종 유황 화합물과 셀레늄(selenium) 같은 항암 성분이 들어 있다. 이들 성분들 가운데 마늘 특유의 자극적인 냄새를 내는 유황 화합물인 알릴설파이드(allyl sulfide)가 특히 암을 억제하는 효과가 뛰어나다. 유황 화합물질은 발암물질을 제거하는 해독용 효소를 활성화시켜 발암물질의 활성화를 차단하고 해독시켜 암 개시화를 사전에 차단한다.

또 유황 화합물질의 하나인 알리신의 항암 효과가 주목을 받고 있는데, 이는 마늘을 자르거나 찧은 뒤 10분 정도 지나면 마늘에 있는 효소가 화학반응을 일으켜 자신을 방어하기 위해 스스로 만들어내는 자기 방어 물질이다. 따라서 음식에 넣어 열을 가할 때는 마늘을 자르거나 찧은 뒤 10분 정도 두었다가 가열해서 먹는 것이 즉시 열을 가해서 먹는 것보다 항암 효과가 훨씬 높다. 마늘을 다진 후 바로 가열하면 이 효소가 작용하지 못하므로 항암 성분이 만들어지지 못한다.

정상 세포가 암세포로 변하려면 다단계의 과정을 거쳐야 한다. 이를테면 발암물질에 의해 세포 내 유전자가 손상을 받아 개시화된 세포가 되는 암 개시 단계, 암으로 개시화된 세포가 발암 촉진 물질에 의해 자극을 받아 전암 세포로 변하는 촉진 단계, 전암 세포가 분열과 증식을 되풀이하면서 변이가 누적되어 암세포가 탄생되는 진행 단계의 다단계 과정이다.

알리신은 암 발생 과정 중 촉진 단계를 억제하는 작용이 있다. 발암물질에 의해 세포가 손상되어 암 개시 세포가 되더라도 발암 촉진 물질에 노출되어야 전암 세포로 진행되는데, 이때 알리신이 촉진물질을 억제하므로 암이 발생되지 않도록 돕는다.

셀레늄은 암 예방 물질 중 하나로, 마늘은 토양 속의 셀레늄이란 미네랄을 흡수하여 저장하는 성질도 가지고 있다. 일부 토양에는 셀레늄이 적게 들어 있어 결핍이 문제가 되기도 하지만, 우리나라 토양에는 대체로 셀레늄이 풍부하므로 국산 마늘에는 셀레늄이 충분히 함유되어 있다고 보아도 된다.

항암 효과를 얻기 위해 마늘을 먹을 때는 생마늘을 통째로 그대로 먹는 것이 가장 효과가 높다. 그러나 공복에 마늘을 날것으로 먹으면 마늘의 자극적인 성분에 의해 위 점막이 자극을 받아 속 쓰린 증상이 생길 수 있으므로 굽거나 익혀서 먹는 게 좋다. 마늘은 열을 가해도 이런 성분이 파괴되지 않으므로 익혀 먹고자 할 때는 충분히 익혀 먹는 것도 괜찮다. 생으로 먹든 익혀 먹든 마늘의 항암 효과는 변함이 없다.

단, 마늘은 아스피린, 와파린, 헤파린 등과 같은 항응고제의 작용을 활성화시켜 혈액 응고를 막을 수 있으므로 수술 중 또는 수술 후에 피가 잘 멎지 않을 수 있다. 따라서 위궤양이나 출혈 위험이 있는 경우에는 주의해야 하며, 수술을 앞둔 사람이나 출혈성 질환을 앓는 사람은 마늘 섭취를 피하도록 한다. 피의 응고를 늦춰 과다 출혈을 일으킬 수 있기 때문이다.

생마늘은 하루 1쪽, 익힌 마늘은 하루 2~3쪽이 표준량이다.

2) 양배추(Cabbage)

양배추는 대표적인 십자화과 식물이다. 십자화과에 속하는 식물은 그 꽃이 십자 모양이며 꽃잎이 모두 4개인 특징이 있다. 십자화과 식물들은 저마다 이름은 다르더라도 꽃의 모양이 같고 모두 비슷한 항암 작용을 갖는 항암 채소로 알려져 있다.

항암 작용을 하는 십자화과 식물로는 양배추를 비롯해 브로콜리, 콜리플라워, 케일, 무, 콜라비(kohlrabi), 겨자 등이 있다. 십자화과 채소들은 정도의 차이는 있으나 모두 비슷한 항암 작용을 갖고 있고 항암 성분들도 비슷하다.

양배추는 녹색, 적색, 보라색, 흰색의 종류가 있으며, 이들 양배추의 대표적인 항암물질은 인돌(indole)이다. 인돌은 동물실험을 통해서 암 발생을 억제하는 효능이 있음이 확인되었고 그 후 여러 연구 결과를 바탕으로 발암 억제 작용이 확실한 물질로 인정을 받았다.

인돌은 발암물질을 체내에서 중화시키고 체외로 배설하게 도와주므로 암 발생을 억제시킨다. 양배추에 포함된 브라시닌과 설포라펜(sulforaphane)은 발암물질을 제거하는 효과가 있다. 인돌과 설포라펜은 이처럼 비슷한 작용으로 발암물질을 제거하므로 항암 효과에 탁월하다.

단, 양배추는 위궤양이나 십이지장궤양에 효과적인 식품으로 알려져 있으나 위가 약한 사람은 날것으로 먹는 것은 되도록 삼가는 것이 좋다. 생으로 먹든 가열해서 먹든 효과는 그다지 차이가 없으므로 가능하면 삶거나 살짝 데쳐서 먹는 것이 좋다.

3) 콩(Bean)

자연에서 얻을 수 있는 단백질의 대표적인 공급원은 콩이다. 식물 중에 콩만큼 단백질이 풍부한 것도 없다. 그래서 콩을 '밭에서 나는 쇠고기'라고 부르기도 한다.

콩은 식물 중 유일하게 인체가 필요로 하는 모든 아미노산을 공급할 뿐만 아니라 육류에 다량 함유되어 있는 포화지방이 없는 단백질을 공급한다. 콩의 기름은 불포화지방산으로 혈액 중 콜레스테롤을 저하시켜 동맥경화를 예방한다.

콩은 항암식품으로도 가장 많이 연구되고 있다. 유방암과 전립선암 예방 및 치료에 대단히 유익하다. 콩에 들어 있는 이소플라본(isoflavone)이라는 물질은 식물성 에스트로겐의 일종으로 여성호르몬과 유사한 작용을 한다.

에스트로겐은 유방암 발생을 촉진하는 작용이 있기 때문에 어려서부터 여성호르몬과 유사한 작용을 하는 이소플라본(콩)을 많이 섭취하면 여성호르몬인 에스트로겐이 그만큼 덜 작용하므로 성인이 된 뒤에도 유방암 발생이 억제된다. 콩의 주성분인 이소플라본 제제의 투여로 유방암과 전립선암이 상당히 호전을 보인 경우도 보고되고 있다.

암세포가 성장하려면 암세포에 영양을 공급하는 혈관을 증식시켜야 하는데, 콩에 들어 있는 제니스틴(genistein)은 혈관 증식을 억제시켜 암세포의 증식을 막아내므로 암 치료에 상당한 효과가 있다.

또 제니스틴은 개시 단계와 촉진 단계로 나뉘는 체내 발암 과정에서 촉진 단계를 억제시킨다. 이에 따라 콩을 섭취하면 이미 발암물질에 노출된 비정상 세포가 전암 세포로 진행되는 것을 차단함으로써, 지금까지 밝혀진 유방암과 전립선암뿐만 아니라 생체 외 독성 물질에 의해 발생되는 다양한 암의 예방에도 탁월한 효과가 있을 것으로 생각된다.

콩은 동맥경화와 심장병을 예방해줄 뿐만 아니라 폐경기 여성이 콩을 섭취할 경우 이소플라본이 에스트로겐과 비슷한 작용을 해서 골다공증도 예방해준다.

우리 전통 음식에는 콩으로 만든 좋은 음식들이 많다. 대표적으로 두부가 그러하다. 두부는 콩의 영양소가 우리 몸에 효율적으로 흡수되게끔 만들어진 완전식품이다.

콩을 발효시킨 것이 된장인데, 발효 과정을 거치면서 더 많은 항암물질이 생겨나게 된다. 된장은 비타민 E, 레시틴, 대두 사포닌 등 콩 자체의 항암물질과 더불어 발효에 의해 생성된 항암물질이 합쳐져 항암 효과에 매우 탁월하다.

콩을 2~3일 발효시켜 만든 된장의 사촌 격인 청국장도 마찬가지로 항암 효과가 뛰어나다. 콩 중에도 검정콩처럼 색이 짙을수록 생체 내 산화를 막는 항산화 효과가 높다. 필자는 독자 여러분께 현미에 콩을 넣어 밥을 지어 온 식구가 함께 먹고 그 외에 두부, 된장, 청국장 등 다양한 콩 식품을 골고루 섭취하기를 권한다.

4) 당근(Carrot)

녹황색 채소나 과일이 갖가지 색깔을 띠는 이유는 이들 식품에 들어 있는 천연색소 때문이다. 이 천연색소를 총칭하여 카로틴이라고 한다. 자연계에는 600여 종의 카로틴이 있는데, 우리가 일상적으로 먹는 식품 속에 들어 있는 카로틴은 40~50여 종이다.

당근에도 다양한 카로틴이 들어 있다. 특히 베타카로틴과 알파카로틴이 풍부하게 들어 있다. 귤, 오렌지, 복숭아, 살구, 호박 등 다른 식품에도 베타카로틴이 들어 있기는 하지만 함유량이 당근을 따라오지 못한다.

당근의 독특한 색을 내는 베타카로틴이 바로 강력한 항암제 역할을 한다. 당근에 다량 함유된 베타카로틴은 활성산소에 의한 세포 손상을 막는 항산화 작용이 있어 항암 효과에 좋고, 게다가 세포의 분열과 증식을 억제하는 작용도 한다. 또한 베타카로틴 이외에 엽산, 리그닌 등 면역세포의 생산과 활성화를 촉진하는 성분이 있어 인체 면역력을 증강시켜 암 예방 능력을 강화한다.

베타카로틴은 체내에 들어가면 비타민 A로 변한다. 비타민 A도 항암제이지만 베타카로틴이 비타민 A로 변함으로써 발암을 억제하는 것이 아니라 베타카로틴 자체가 발암을 억제한다. 따라서 당근은 이중으로 항암 작용을 하는 것이나 다름없다. 당근은 식도암, 위암, 대장암, 폐암, 유방암 등을 예방하는 효과가 있다.

당근에는 베타카로틴 외에 비타민 C·E 등이 들어 있다. 껍질 부분에 베타카로틴이 많이 들어 있으므로 껍질을 두껍지 않게 깎는 것이 좋다. 당근은 암 예방뿐 아니라 암 환자의 식이요법에도 아주 좋은 식품이다.

다만 카로틴은 기름에 녹는 지용성비타민의 일종이기 때문에 요리할 때 식용유로 조리해야 카로틴의 흡수율을 높일 수 있다. 반면 식초는 카로틴을 파괴하므로 가급적이면 당근과 함께 요리하는 것은 피하는 게 좋다.

5) 오렌지(Orange)

카로틴은 녹황색 채소나 과일에 많이 들어 있는 색소 성분이다. 그중 베타-크립토산틴은 감귤류의 오렌지 색소 성분에 들어 있는 카로틴의 종류이다. 베타카로틴이 항산화 작용에 의해 유전자의 손상을 막아 항암 효과를 나타내는 것과 달리, 베타-크립토산틴은 암 발생을 촉진하는 과정을 억제함으로써 암을 예방한다. 즉 베타-크립토산 틴은 암 발생을 촉진하는 물질을 억제시킨다.

정상 세포는 활성산소 등에 의해 손상을 받아 암 개시 세포가 된 후 암 발생 촉진 물질에 노출되어야 전암 세포로 변한다. 이것이 정 상 세포가 암세포로 변하는 과정이다. 그런데 만일 정상 세포가 활성 산소 등에 의해 손상이 되더라도 촉진 물질을 억제하면 암은 발생하 지 않는다. 이것이 베타-크립토산틴의 항암 작용 기전이다.

귤이나 오렌지 껍질 안쪽 속살에 붙어 있는 하얀 부분은 펙틴 (pectin)이라고 하는 섬유질인데, 혈중 콜레스테롤을 낮추는 작용을 한다. 따라서 흰 껍질을 벗기지 않고 먹는 것이 좋다.

6) 토마토(Tomato)

토마토에는 베타카로틴, 라이코펜, 비타민 C·E, 셀레늄, 섬유질 등 다양한 항암물질이 들어 있다. 특히 토마토의 붉은 색소 성분인 라이 코펜은 남성의 전립선암과 여성의 유방암을 예방하는 효과가 있다.

베타카로틴은 항산화 작용에 의해 유전자의 손상을 막아 항암 효 과를 일으키는데, 라이코펜의 항산화 작용은 베타카로틴보다 약 2배 정도 강력하다. 암 예방 효과는 빨갛게 익은 토마토가 훨씬 효과가 크다. 왜냐하면 빨갛게 잘 익을수록 붉은 색소 성분인 라이코펜의 함 유량도 많아지기 때문이다.

빨갛게 잘 익은 토마토일수록 라이코펜이 많으므로 푸른색이 감도는 것은 빨갛게 익힌 다음에 먹도록 하자. 라이코펜은 열에 비교적 강해 가열 조리해도 크게 파괴되지 않으므로 영양 손실이 그리 많지 않다.

7) 시금치(Spinach)

이쯤 되면 독자들도 녹황색 채소의 항암 작용이 녹황색 채소에 공통적으로 들어 있는 베타카로틴 덕분이라는 사실을 알아차렸을 것이다. 시금치도 녹황색 채소이므로 베타카로틴이 풍부하다.

시금치에는 베타카로틴 외에 루테인, 비타민 B군·C·E, 철분, 칼슘, 섬유질 등이 풍부하다. 시금치의 주된 항암 효과는 베타카로틴과 루테인에 의한다. 루테인도 황금색을 띠는 일종의 색소 성분이다. 베타카로틴과 루테인은 활성산소에 의한 세포의 손상을 막는 항산화 작용이 뛰어나 강력한 항암 작용이 있다.

8) 브로콜리(Broccoli)

브로콜리는 꽃봉오리와 줄기를 먹는 양배추의 원형으로, 남부 유럽에서 식용하던 것이 미국에 전해졌다. 많은 채소 중에서도 브로콜리에서 추출한 항암물질이 암 발생을 억제하는 데 효과가 뛰어나다는 것이 밝혀지면서 암 예방 식품으로 각광받고 있다.

브로콜리는 베타카로틴, 비타민 C·E, 셀레늄, 섬유질, 인돌, 설포라펜, 유황 화합물 등이 풍부한 알칼리성 식품이다. 인돌이나 설포라펜은 해독용 효소를 활성화시켜 체내의 발암물질을 중화시키고 체외로 배설시켜 발암물질을 제거한다.

유황 화합물이 암 발생을 억제하는 작용을 한다는 것은 이미 마늘의 효능에서 설명한 바 있다. 즉 유황 화합물질은 발암물질을 제거하는 해독용 효소를 활성화시켜 발암물질을 무독화시키는 가운데 항암 효과를 낸다. 즉 암 개시를 사전에 차단하는 작용을 한다.

브로콜리와 비슷한 콜리플라워는 일명 '꽃양배추'라고 하는데, 지중해 동부의 야생 양배추의 일종이다. 브로콜리와 콜리플라워는 비슷한 항암 작용을 하는 알칼리성 항암 채소이다. 꽃봉오리보다 줄기 부분이 영양가가 높고 섬유질이 풍부하므로 줄기까지 먹는 것이 좋다.

9) 가지(Eggplant)

채소류 중 비타민 함량이 가장 적은 채소가 가지이다. 따라서 영양가가 별로 높지 않아 영양학적인 측면에서는 별로 내세울 것이 없다. 그러나 암 억제 효과만큼은 다른 채소보다 뛰어나다. 가지에는 칼슘과 철분, 베타카로틴, 알칼로이드, 페놀, 클로로필, 섬유질 외에도 폴리페놀(polyphenol)의 일종인 안토시아닌(anthocyanin)이 함유되어 있다.

녹황색 채소와 과일 등에 들어 있는 식물성 화학물질인 피토케미컬 가운데 항암 성분으로 주목받고 있는 물질이 폴리페놀류이다. 폴리페놀은 녹색식물이 광합성 작용을 할 때 생성된 포도당의 일부가 변한 것으로, 화학구조가 페놀 화합물이라는 공통점을 가지고 있다. 가지의 보라색 색소 성분인 안토시아닌에 바로 암을 억제하는 효과가 있다. 안토시아닌은 가지 외에 블루베리나 검정콩에도 들어 있다.

가지에 함유되어 있는 항암 성분으로 또 다른 중요한 물질이 있다. 엽록소, 즉 클로로필(chlorophyll)이다. 클로로필은 광합성 작용에 필요한 녹색 색소로서, 녹황색 채소에 많이 들어 있다. 이 클로로필도 유전자의 손상을 막는 항암 작용이 있다.

가지는 떫은맛이 강해 벌레도 잘 먹지 않는다. 그만큼 살충 효과도 강하다. 이런 항암 성분은 조리를 해도 그대로 유지된다. 특히 가지의 꼭지 부분과 껍질 부분에 항암 성분이 많다고 하니 꼭지까지 모두 조리해서 먹도록 하자.

10) 포도(Grape)

포도 껍질에 있는 항산화 물질인 레스베라트롤(resveratrol)이 항암 작용을 한다. 레스베라트롤은 다단계 발암 과정을 차단하고 '세포자살'(세포사멸, apoptosis, programmed cell death)을 유도하여 암세포의 증식을 억제하며, 암세포에 영양분을 공급하는 보급로인 혈관 신생을 억제함으로써 암세포를 괴사시킨다.

전 세계적인 베스트셀러였던 《포도 요법》은 남아프리카의 요한나

브란트(Johanna Brandt)가 쓴 책으로, 포도로 암을 치료했다는 사례로 유명하다. 포도는 강력한 바이러스 살균 작용을 하고 마그네슘이 풍부해 변비에 탁월한 효과를 보인다.

11) 녹차(Green tea)

녹차라는 말은 차 잎이 푸르다고 해서 일본 사람들이 부른 말이며, 우리나라에서는 그냥 차라고 널리 불렸다. 동양 사람들은 차를 마신다고 하면 흔히 녹차를 떠올리는데, 녹차가 건강에 이롭다는 과학적 결과가 많이 나오면서 차에 대한 관심도 점차 증가하고 있다.

녹차에는 강력한 산화방지제인 폴리페놀류(카테킨 등), 강력한 살균 작용을 하는 타닌(tannin), 알칼로이드류(카페인 등) 그리고 각종 비타민과 미네랄이 함유되어 있다.

녹차 주성분의 하나로 아미노산의 일종인 L-테아닌(L-theanine)은 뿌리에서 생합성되어 줄기를 타고 잎에 저장되며, 햇빛을 받으면 카테킨(catechin)으로 전환된다. 녹차의 폴리페놀 성분 중 암을 억제하는 항암 성분은 녹차의 떫은맛을 내는 카테킨 성분이다.

녹차의 주 항산화 성분으로 알려진 카테킨 화합물인 에피갈로카테킨 갈레이트(EGCG, epigallocatechin gallate)는 활성산소를 제거하여 유전자 손상에 의한 세포의 돌연변이를 막아준다. 그 외에 타닌은 바이러스와 세균을 죽이는 작용을 한다.

니트로소아민(nitrosoamine)은 위암을 일으키는 강력한 발암물질이다. 햄, 소시지, 베이컨 등 질산염이 포함된 식품을 먹게 되면 위 속에서 강력한 발암물질인 니트로소아민이 생긴다. 그런데 실험에 의하면 햄, 소시지, 베이컨 등을 먹게 한 후 녹차를 마시게 했더니, 이들 식품에서 나오는 발암물질인 니트로소아민이 거의 검출되지 않았다고 한다.

녹차를 즐겨 마시는 사람한테서 위암의 발생이 적다는 연구도 있는데, 이는 녹차에 들어 있는 항암물질이 니트로소아민을 중화시키기 때문으로 생각된다. 이 같은 효능을 얻기 위해서는 녹차를 하루 석 잔 정도 마시는 것이 적당하다.

녹차에는 건강에 좋은 여러 가지 성분이 들어 있지만 몇 가지 주의해야 할 사항이 있다. 녹차는 위산의 분비를 촉진시키므로 위궤양이 있는 사람들은 조심해야 한다. 커피보다는 적으나 녹차에도 상당한 양의 카페인이 들어 있으므로 카페인에 약한 사람들은 카페인을 제거한 녹차를 마시는 것이 좋다.

펄펄 끓는 100℃의 물보다는 약간 식힌 뒤 70~80℃ 정도가 되었을 때 물을 부어서 2~3분 지난 다음에 마시는 것이 좋다. 너무 뜨거운 물보다는 약간 식은 물을 부었을 때 녹차에 있는 좋은 성분들이 제대로 우러난다. 또 뜨거운 차를 마시면 식도암의 위험이 있으니 식혀서 마시도록 하자.

12) 케일(Kale)

미국 국립식물성화학물질 연구소에 의하면 십자화과 식물 가운데서도 케일에 식물성 화학물질인 피토케미컬이 가장 많이 들어 있다고 한다.

케일에는 베타카로틴, 루테인, 비타민 C·E, 칼슘, 칼륨, 철분, 클로로필 등이 풍부하게 들어 있다. 베타카로틴과 루테인은 활성산소에 의한 세포의 손상을 막는 항산화 작용이 뛰어나 강력한 항암 작용을 한다. 특히 폐암 억제에 좋은 채소이다.

특히 케일에는 노란색을 띠는 색소 성분인 루테인이 베타카로틴보다 많이 함유되어 있다. 그 밖에도 다른 십자화과 식물들처럼 상당한 양의 유황 성분이 들어 있다. 케일의 각종 영양소와 유황 성분은 열을 가하면 파괴된다. 그러나 요리한 음식을 좋아한다면 영양분을 일부 잃더라도 요리해서 맛있게 먹음으로써 필요한 성분을 섭취하는 것도 나쁘지 않다.

이들 영양소를 자연 상태 그대로 모두 섭취하려면 녹즙을 만들어 마시는 것이 좋다. 케일만을 녹즙으로 만들면 케일 양에 비해 녹즙의 양이 매우 적고 풀 냄새로 인해 마시기가 곤혹스러울 수 있다. 이때 케일과 사과를 함께 믹서에 갈아 즙을 만들면 풀 냄새가 적어 한결 마시기에 좋다.

13) 딸기(Strawberry)

딸기에는 비타민 C, 엽산, 칼륨, 아연, 셀레늄 등이 들어 있다. 딸기에는 엽산이 풍부해서 임산부에게 좋고 칼륨이 풍부해 고혈압 환자에게도 좋다. 특히 딸기 속에는 암을 예방하는 피토케미컬인 엘라그산(Ellagic acid)이 있어 세포의 돌연변이를 막아주는 역할을 한다. 따라서 세포가 정상화되므로 암을 예방해준다.

엘라그산은 열에 강하기 때문에 잼으로 만들어 먹어도 그 효과가 크게 변하지 않는다.

14) 감자(Potato)

감자는 탄수화물, 단백질, 섬유질, 비타민 B·C, 칼륨, 철분 등이 풍부한 알칼리성 식품으로 암, 소화기 질환, 성인병 예방과 치료에 좋은 식품이다. 감자에는 비타민 C가 상당히 많이 들어 있다.

녹황색 채소에 들어 있는 비타민 C는 열에 약해 조리 과정에서 상당량이 파괴되기 일쑤이다. 하지만 감자 속에 있는 비타민 C는 전분에 의해 보호되기 때문에 특이하게도 열에 강한 특성을 갖고 있어 가열 조리해도 손실이 적다.

칼륨은 혈압을 낮추고 혈관 벽의 탄력성을 유지시켜 혈액순환이 잘 이루어지도록 돕는 성질이 있다. 이러한 좋은 영양분들은 껍질이나 껍질 근처에 몰려 있기 때문에 충분한 영양분 섭취를 위해서는 감자 껍질까지 먹어야 한다. 감자는 껍질째 먹어야 암 예방 효과가 향상된다.

특히 감자 껍질에는 폴리페놀의 일종인 클로로겐산(chlorogenic acid)이 많이 들어 있어 세포의 돌연변이를 막아준다. 또 감자 껍질 속에는 항산화제가 들어 있어 활성산소를 중화시킴으로써 간접적으로 항암 작용을 도와준다.

이렇게 몸에 유익한 영양분이 파괴되는 것을 막기 위해서는 날것으로 먹는 것이 건강에 좋다. 날것으로 먹는다는 것은 감자에 들어 있는 비타민 C나 칼륨 등의 영양분을 자연 그대로 섭취한다는 뜻이다. 생즙은 특히 위 보호에 탁월하다. 아침저녁으로 식사 한 시간 전에 신선한 감자를 강판에 갈아 생즙을 내 먹으면 좋다.

또 감자 생즙은 칼륨이 풍부해 고혈압 예방에도 도움이 된다. 그러나 생으로 먹는 것은 맛이 없고 비위가 약한 사람은 먹기가 쉽지 않다. 따라서 솥에 쪄서 먹는 것이 먹기도 좋고 영양분 손실을 줄일 수 있다. 단 감자에는 당분이 많아 혈당이 올라갈 수 있으므로 과잉 섭취하지 않도록 주의해야 한다.

한편 감자가 초록색을 띤다거나 싹이 튼 것은 독성이 있으므로 피해야 한다. 이런 감자에는 솔라닌(solanine)이란 독성 물질이 들어 있기 때문이다. 솔라닌은 독성이 있어 많이 섭취할 경우 구토나 복통, 설사를 일으킬 수 있다.

15) 현미(玄米, Brown rice)

벼는 왕겨라는 껍질에 둘러싸여 있다. 벼에서 왕겨만 제거한 것이 현미이고, 현미에서 쌀겨를 제거하고 배아(씨눈)만 남긴 것이 배아미이다. 여기서 배아를 제거하면 백미가 된다.

현미에는 배아가 그대로 붙어 있어 탄수화물, 단백질, 지방, 각종 비타민과 미네랄, 필수아미노산 등 여러 가지 영양소가 풍부하게 들어 있다. 쌀의 모든 중요한 영양소는 씨눈에 가장 많이 들어 있고, 그 다음으로 쌀겨(속껍질)와 그 바로 밑에 많이 들어 있다. 씨눈에서 싹이 나오고 생명이 솟아 나온다. 씨눈 즉 배아가 있는 현미는 땅에 뿌리면 바로 싹이 나오지만, 백미는 아무리 뿌려도 싹이 트지 않는다.

곡식류는 씨앗이다. 현미는 생명력이 대단히 강하고 영양분이 골고루 포함되어 있는 완전 영양식품이다. 현미는 배아와 쌀겨가 있는 살아 있는 쌀이다. 그러나 백미는 배아와 쌀겨가 없어 생명력이 없고 영양가도 없는 죽은 쌀이나 마찬가지이다.

배아는 싹이 나오는 곳으로 영양분이 집결되어 있는 부분이다. 또 쌀겨(속껍질) 부분에도 여러 종류의 영양분이 들어 있다. 특히 쌀겨에는 독성 물질을 제거해주는 피트산(Phytic acid)과 섬유질이 풍부하게 들어 있다.

피트산은 농약이나 화학비료의 독성, 식품첨가물의 독성, 발암물질을 제거하는 배독작용(排毒作用)이 탁월하여 우리가 무의식중에 섭취하는 대부분의 독성 물질을 제거해주므로 현미야말로 최고의 암 예방 식품이다. 또 독성 물질을 먹더라도 현미에 풍부한 섬유질이 흡착하여 변으로 배설시켜주므로 현미는 이중으로 암을 예방한다.

16) 사과(Apple)

사과는 능금이라고도 불리며 전 세계 어느 나라에나 고루 보급되어 있다. 미국에서는 "하루에 사과 한 개를 먹으면 의사가 필요 없다"라는 말까지 있을 정도이다. 그만큼 우리 몸에 좋다는 의미이다.

실제로 사과는 비타민 A·C, 칼륨, 섬유질 등이 풍부한 알칼리성 식품으로 암, 소화기 질환, 성인병 예방과 치료에 탁월하다. 사과의 수용성 섬유질인 펙틴은 혈당을 조절해주며 콜레스테롤을 낮춰주고 변비도 완화시킨다. 사과는 섬유질이 많으므로 혈당치의 급격한 변화는 없지만, 사과주스를 만들어 먹으면 섬유소가 파괴되어 좋지 않다. 생으로 먹거나 강판에 갈아 먹는 것이 더 좋다.

특히 사과 껍질에는 폴리페놀의 일종인 클로로겐산이 많이 들어 있어 세포의 돌연변이를 막도록 도와준다. 따라서 세포가 정상화되므로 암 발병을 예방한다. 사과의 좋은 성분은 대부분 껍질에 몰려 있으므로 껍질째 먹는 것이 바람직하다.

한편 감자와 사과를 같이 두면 둘 다 맛이 변할 수 있으므로 보관할 때 주의해야 한다.

17) 새싹 채소(Sprout vegetable)

씨를 뿌리면 새싹이 나오게 마련이다. 모든 채소에는 새싹에 최고의 영양분이 들어 있다. 즉 새싹에는 위대한 생명력이 깃들어 있기에 새싹은 최고의 생식이라 할 수 있다.

그렇다면 새싹 채소는 어떤 채소를 말하는 것일까? 싹 채소라고도 불리는 새싹 채소는 특정한 채소를 일컫는 것이 아니라 채소류나 곡물류의 종자를 파종하여 거기에서 나오는 싹이나, 싹을 틔워 생육 초기의 어린 떡잎을 식용으로 하는 채소이다.

모든 채소는 새싹으로 재배할 수 있다. 콩나물, 무, 배추, 보리 등은 집에서도 얼마든지 재배가 가능하다. 콩나물, 무, 배추, 보리는 그 자체보다도 새싹에 최고의 영양분이 들어 있다.

새싹 채소의 생즙은 그 자체로 항암식품이 된다. 무, 배추, 보리는 완전 생식이 가능하나 콩나물은 끓는 물에 1분 정도 살짝 데쳐서 먹는 게 좋다. 무 새싹은 무 자체보다도 매운 맛이 강한데, 이 매운 성분은 좋은 소화제가 된다.

새싹 채소에는 농약 성분이 없을 뿐만 아니라 강력한 알칼리성 식품으로서 섬유소를 비롯한 기타 성분이 풍부하게 들어 있으며 이들이 협력해서 특유의 항암 작용을 하게 된다.

4. 한 가지 항암식품에만
의존하지 마라

신문이나 뉴스를 보면 종종 어떤 특정 식품의 추출물이 암을 예방하고 암세포의 성장을 억제한다는 보도를 접하게 된다. 그럴 때마다 눈이 번쩍 뜨이고 귀가 솔깃해진다. 그러면서 궁금해진다. '정말일까?' 특히 암 환자라면 더욱더 그럴 것이다. 그리고 한껏 기대를 품게 된다.

암을 예방해준다는 각종 식품을 먹으면 정말로 암에 걸리지 않을까? 또 암 환자가 항암식품을 많이 먹으면 암세포가 줄어들까?

결론부터 말하면, 효과를 보는 경우도 있지만 반드시 꼭 그렇다고 볼 수는 없다. 항암식품만 먹고도 완치될 수 있다고 속단하지 마라. 항암식품만 먹으면서 암을 고치겠다고 하는 것은 무리이다. 대체 왜 그럴까?

모든 사람마다 개인차가 있어 항암식품에 대해 반응이 달리 나타날 수 있기 때문이다. 또 특정 식품의 특정 성분 하나가 항암 효과를 보인 것 때문에 특정 식품을 먹으면 암이 예방된다든가 혹은 암이 치료된다고 오해하기 때문이다.

예를 들어 콩에서 항암 성분이 발견되었다고 보도가 나가면, 흔히 사람들은 콩을 먹으면 암이 예방되고 치료된다고 이해하기 일쑤이다. 콩에서 항암 성분이 발견되었다는 말은, 콩에 함유된 수많은 성분 중에서 한 가지 항암 성분을 추출해낸 뒤 암에 걸린 쥐에 투여했더니 그 결과 암세포가 줄어들었다는 뜻일 뿐이다.

지금까지 밝혀진 항암물질만도 수백 종이 넘는다. 그럼에도 특정 성분 하나가 항암 효과를 보였다고 해서 마치 암을 예방하는 식품이나 항암제로 여기는 것은 크나큰 오해이다.

한때는 화살나무가 위암에 좋다고 하여 끓여 먹는 암 환자들이 생겨나기도 했다. 설령 화살나무에 항암물질이 있다고 하더라도 이를 제품화하는 데는 10년 이상이 걸린다. 또 화살나무를 그대로 끓여 먹는다 해도 화살나무 속의 항암물질을 다량으로 섭취할 수 없으므로 이것만으론 치료에 아무런 도움이 되지 않을 수 있다. 그런데도 사람들은 화살나무를 항암제라고 곧잘 여긴다.

또 다른 예를 들면 동물실험 결과를 최종 결과인 양 오해하는 것이다. 쥐와 사람은 엄연히 다르다. 이는 동물실험에서 얻은 결과가 인체에도 나타날 수 있다는 가정일 뿐이다. 동물실험 결과가 인체에 그대로 적용될 수 있는 가능성은 100분의 1 또는 1000분의 1에도 미치지 못한다.

그런데 간혹 죽음의 문턱까지 갔다가 식이요법으로 자연 치유되는 기적적인 경우가 종종 일어나기도 한다.

독자들은 같은 치료를 받는다고 하더라도 사람마다 제각기 다른 반응이 나타난다는 사실을 알 것이다. 어떤 환자들은 항암제 부작용이 심하지만 그렇지 않은 환자도 있다. 일부 환자들은 페니실린에 알레르기 반응을 보이지만 대부분의 환자들은 그렇지 않다. 세상에 똑같은 사람이 없듯이 암도 사람마다 다르다. 같은 식이요법이라 하더라도 반응은 저마다 달리 나타나게 마련이다.

그러나 분명한 것은, 식이요법이 암 치료를 방해하는 건 아니라는 사실이다. 유기농의 균형 잡힌 식이요법은 암을 예방하고 암 치유에 도움이 된다. 필자의 생각으론 자연 치유는 어떤 한 가지 물질만으로 이루어지는 것이 아니라 여러 가지 물질들이 합동으로 작용하여 이루어지며, 그런 종합적인 조건이 우연히 구비될 때 자연 치유가 일어나는 게 아닌가 한다.

그렇다면 어떻게 하는 것이 최선일까? 여기서 기억해둘 것은 한 가지 화학 성분에 의존해서 암이 억제되기를 기대하기보다는 다양한 항암식품을 섭취해서 암을 억제시키는 것이 바람직하다는 사실이다. 그 이유는 한 가지 화학 성분보다는 여러 가지 성분이 복합적으로 상승 작용해야 더 큰 효과를 얻을 수 있기 때문이다.

따라서 우리 몸의 세포가 무방비 상태에서 과도한 활성산소나 발암물질의 공격을 받아 무너지지 않도록 평소에 견고한 항산화 방어 체계를 구축해둘 필요가 있다.

이를 위해서 평소에 다양한 종류의 항암 채소와 과일을 먹어야 한다. 다양한 종류의 항암 채소와 과일에는 여러 가지 피토케미컬이 들어 있다. 결국 다양한 식단으로 균형 있게 영양을 섭취하라는 것, 그리고 한 가지 항암식품만 먹지 말고 각종 항암식품을 골고루 섭취하는 것이 가장 좋은 건강식이라는 결론이 나온다.

필자도 암의 자연 치유 현상에 대해 관심이 많고, 어떻게 하면 이런 효과를 극대화시킬 수 있는지를 끊임없이 연구하고 있는 중이다.

5. 자연식을 먹어야 하는 이유

모두에게 두려운 암이지만 치료의 기본은 먹으면서 고쳐야 한다는 것이다. 이때 자연식은 최고의 대안이 될 수 있다.

우리의 주식은 쌀이다. 특히 백미밥 대신 현미밥을 먹도록 하자. 그리고 식탁에서 5백(伍白) 식품을 추방하자. 백미, 백설탕, 흰 밀가루, 흰 소금, 각종 화학조미료를 멀리하자. 현미밥 중심의 자연식을 하면 각종 성인병과 암 등을 예방하고 치료할 수 있다. 자연식을 하면 균형 잡힌 영양소를 섭취할 수 있기 때문이다. 그렇다면 여기서 말하는 균형 잡힌 영양소란 무얼 의미할까?

아마도 조물주는 인간을 창조하면서 인체의 소화와 생리 기능을 고려하여 식품의 종류와 비율을 정해놓은 게 아닌가 싶다. 이는 우리 치아를 보면 유추해낼 수 있다. 치아의 기능을 살펴보면서 어떤 음식을 먹어야 좋은지에 대해 한번 생각해보자.

우리 인간의 치아는 곡식을 씹어 먹는 데 사용하는 어금니가 좌우 상하 5개씩 총 20개, 과일과 채소를 먹는 데 사용하는 앞니(음식물을 물어 끊어서 작게 만드는 것)가 상하 각각 4개씩 총 8개, 고기를 끊어 먹는 데 사용하는 송곳니가 좌우상하 각각 1개씩 총 4개이다. 따라서 인간의 치아는 총 32개이다. 조물주가 만든 치아의 비율로 보아 총 식사량을 32로 볼 때 육식은 4 정도가 적절하다.

필자는 '탄수화물 : 단백질 : 지방'의 섭취 비율을 '80 : 10 : 10'으로 할 것을 권장한다. 즉 탄수화물 위주의 식사를 하라는 말이다. 이렇게 권하면 간혹 어떤 사람은 오히려 영양소의 불균형을 초래하지 않을까 염려하기도 한다. 하지만 그런 걱정은 하지 않아도 된다. 그 대신 탄수화물은 반드시 잡곡을 통해 섭취해야 한다는 전제가 붙는다.

앞서도 언급했지만 쌀의 중요한 성분은 거의 다 쌀의 속껍질(쌀겨)과 씨눈에 집결돼 있다. 쌀의 씨눈에는 탄수화물, 단백질, 지방을 비롯하여 각종 비타민과 무기질, 필수아미노산 등 여러 가지 영양소가 풍부하게 들어 있다. 현미는 이러한 씨눈이 붙어 있는 쌀이다.

따라서 현미를 먹으면 세포의 영양제가 되는 다양한 영양 성분을 섭취할 수 있다. 그렇게 되면 세포의 생성과 사멸 사이에 평형상태가 유지되면서 우리 몸도 활력과 생명력이 넘치게 된다.

이러한 역할을 하는 모든 것을 깎아낸 것이 백미이다. 그러므로 흰쌀밥보다는 정제하지 않은 곡류인 현미 찹쌀, 보리 등을 적극적으로 섭취해야 한다. 그렇게 하면 영양소 불균형은 염려하지 않아도 된다. 정제하지 않은 곡류에는 각종 영양소가 풍부하다. 따라서 균형 잡힌 자연식은 영양상으로도 훌륭하고 질병 예방에 뛰어난 건강식이다.

인간은 본래 초식동물이다. 육식이나 동물성 지방을 피하면서 채식 위주의 식사를 하는 것은 모든 연령대의 사람이나 암 환자에게 효과적이다. 중요한 것은 균형이다. 우리 몸에 꼭 필요한 영양소인 단백질도 지나치면 몸속에서 독이 된다.

탄수화물, 단백질, 지방은 모두 탄소, 수소, 산소로 구성되어 있는데, 단백질만 탄수화물이나 지방과 달리 탄소, 수소, 산소 이외에 질소를 함유하고 있다. 탄소, 수소, 산소로 구성되어 있다는 말은 탄수화물, 단백질, 지방이 모두 식물이 합성해낸 영양소라는 뜻이다.

탄수화물이 몸에 들어오면 포도당으로 바뀌고, 단백질은 아미노산으로 바뀌어 흡수된다. 그리고 남은 포도당은 모두 글리코겐으로 바뀌어 간과 근육에 보관된다. 그보다 더 많이 먹게 되면 중성지방의 형태로 복부나 엉덩이 등에 장기 보관된다.

하지만 탄수화물 말고 동물성 지방을 단백질과 함께 먹었을 때는 문제가 된다. 콜레스테롤의 형태로 보관되기 때문이다. 콜레스테롤은 세포막을 형성하는 성분이지만 남은 분량은 보관하는 장소가 따로 없어 동맥벽에 붙어 동맥경화를 유발한다. 말 그대로 혈관이 굳어 버리는 것이다.

단백질은 우리 몸을 구성하는 가장 기본적인 물질로, 뼈와 근육의 대부분을 구성하고 혈액, 세포막, 면역 체계의 중요한 요소를 이룬다. 하지만 지방의 섭취량이 증가하면 체내에서 담즙의 분비가 증가되고 장내로 분비되는 담즙산의 양도 같이 증가된다. 장내로 나온 담즙산은 장내 세균에 의해 발암물질로 만들어져서 대장암의 원인이 된다. 그러므로 영양소의 균형은 매우 중요하다.

유기농 식품을 선택하자

땅에서 자란 것 가운데 해로운 것은 얼마나 될까? 자연이 키운 먹을거리야말로 생명을 살리는 최고의 식품이다. 하지만 사람의 손을 거치고 유해한 환경에 노출되면서 이러한 먹을거리가 위협을 받게 되었다. 각종 농약, 화학 성분이 함유된 음식은 우리 몸을 병들게 한다. 따라서 유기농 식품을 선택해야 한다.

'유기농'(organic)의 의미는 비옥한 토양에서 자라 미네랄과 유기 물질이 적절히 포함되어 있는 양질의 생산물을 말한다. 당연히 인공 화학비료나 살충제, 제초제 등을 사용하지 않아 독성 잔류 물질이 있을 확률이 매우 적다.

이런 식물들은 활기가 넘치고 건강하다. 우리가 시중에서 쉽게 구입할 수 있는 유기농 식품들이 이런 조건을 모두 만족시키지는 않더라도 적어도 화학비료나 살충제, 제초제를 사용한 일반 식품보다는 훨씬 건강하고 안전하다.

유기농 식품은 화학비료나 농약을 사용한 일반 식품과는 질적으로 다르다. 유기농 식품은 알칼리성 식품이며, 육식이나 인스턴트식품으로 산화된 우리 몸을 회복시켜주는 데 매우 유익하다. 따라서 이런 유기농 제품을 섭취함으로써 암 개선에 어느 정도 효과를 볼 수 있다.

우리 인체는 무한한 재생력을 지니고 있다. 우리 몸의 세포는 노쇠한 세포를 버리고 새로운 세포를 끊임없이 만들기를 되풀이한다. 노쇠한 세포를 버리지 못하면 결국 암으로 생명을 잃게 된다. 또 노쇠한 세포를 버리되 재생력을 갖지 못하면 마찬가지로 쇠약해져서 죽게 된다.

인체의 놀라운 재생력은 올바른 식사(자연식)와 적당한 운동, 충분한 수면과 올바른 마음가짐에 의해서만 존속이 가능하다.

인간뿐만 아니라 동물도 재생한다. 닭을 좁은 닭장 안에 가둬두고 인공 배합사료를 먹여 키우면서 알을 낳게 할 경우, 1~2년 정도가 지나면 더 이상 알을 낳지 못하는 폐계(廢鷄)가 되어버린다. 하지만 이런 닭을 다시 방목하면 다시 알을 낳을 수 있게 된다. 신기하지 않은가? 닭도 재생하는 것이다.

자연 사료가 아닌 인공 배합사료로 닭장 안에 가둬 키우는 것이 얼마나 잔인한 일인지를 알 수 있다. 동물이 건강해야 인간도 건강해진다. 생명이 있는 모든 것은 학대해서는 안 된다. 동물을 학대하면 인간 역시 병으로 벌을 받게 된다.

동물뿐만 아니라 식물도 재생한다. 상추나 부추를 심어 그 잎을 잘라내면 잘린 그곳에서 다시 자라나고 또다시 자라난다. 겨울이 되면 죽은 듯이 땅속에 있다가 따뜻한 봄에 다시 자라나는 것을 보면, 그 추운 겨울에도 죽지 않고 생명을 유지해온 강인한 생명력에 신비함이 절로 느껴진다.

이처럼 모든 생물은 놀라운 재생력을 지니고 있다. 재생력을 유지하려면 좋은 음식과 운동이 필요하다. 생명력이 없는 먹이는 생명의 양식이 될 수 없다. 우리 인간도 자연식을 하고 적당한 운동을 하면 재생력을 회복하여 병도 물리칠 수 있다.

깨끗한 물, 공기, 햇빛을 갖춘 환경 속에서 운동을 한다면 더욱 좋을 것이다. 우리와 늘 가까이 있고 공짜로 얻을 수 있는 깨끗한 물, 공기, 햇빛과 자연식이 바로 불로장생약이자 항암제이다. 올바른 음식만 제대로 선택한다면 질병은 얼마든지 먹으면서도 고칠 수 있다.

인간은 자연에서 멀어질수록 질병과 가까워진다는 괴테의 말은 만고불변의 명언이다.

6. 음식이
나를 만든다

　　　　　　　　　　　고대 생리학에서는 인간의 몸속에 흐르는 체액을 중심으로 체액설이 제기되었다. 이에 따르면 인간의 몸에는 혈액, 점액(粘液), 담즙(膽汁), 흑담즙 등 네 가지 체액이 흐르고 있는데, 이 체액의 배합 정도에 따라 사람의 체질이나 성질이 결정된다는 것이다. 즉 이들의 배합 정도에 따라 사람의 기질이나 행동, 기분이 좋거나 우울함, 충동성, 변덕스러움 등이 결정된다고 믿었다.

　이 체액설을 현대 의학적으로 살펴보면, 체액(혈액)을 만드는 것은 음식이며, 곧 음식이 그 사람의 체질이나 성질을 결정한다고 이해할 수 있다. 사람의 체질이나 성질을 결정하는 것은 유전자이지만, 후천적으로 섭취하는 음식도 그 사람의 체질이나 성질을 결정하는 데 영향을 끼친다고 할 수 있다.

　체액은 음식물에서 흡수한 영양소로 이루어져 있고, 인체를 이루는 60조 개의 세포는 이 체액으로부터 영양을 공급받아 각각 고유의 기능을 수행하고 각 장기의 기능을 가동시킨다. 우리가 먹은 음식이 혈액을 이루고 이 혈액이 우리 몸의 모든 세포의 건강을 책임지고 있는 것이다.

　현대 의학의 관점에서 음식이 위장에서 소화되고 혈액으로 흡수되어 우리 인체의 세포를 유지한다고 할 때 음식이 바로 나 자신을 만든다고 말할 수 있을 것이다. 따라서 음식이 바로 나 자신을 만든다고 하는 것은 고대의 체액설과도 일맥상통한다고 볼 수 있겠다.

이러한 전제 아래에서 출발해보자. 혹시 평소에 기름진 음식인 동물성 지방을 자주 먹고 있지는 않은가?

동물성 지방은 에너지로도 사용되지만 남은 지방은 콜레스테롤로 저장되므로 건강에 문제를 일으킨다. 콜레스테롤은 세포막이나 호르몬을 만드는 원료로 사용되는데, 남은 콜레스테롤은 보관할 수 있는 장소가 따로 없어서 동맥벽에 쌓이며 동맥경화를 일으킨다. 말 그대로 혈관이 굳어버리는 것이다.

혈액이 기름지면 혈관 벽에도 기름기가 쌓이게 되는데, 그러면 혈액순환이 어떻게 되겠는가? 혈액 내에 있는 면역세포인 백혈구가 혈관 내를 자유롭고 원활하게 순환하지 못해 병원균이나 암세포 등 이물질을 왕성하게 탐식하지 못하게 될 것이다. 이는 곧 면역력의 저하로 이어진다. 그러므로 건강을 유지하고 면역력을 높이려면 동물성 지방을 되도록 적게 섭취해야 한다.

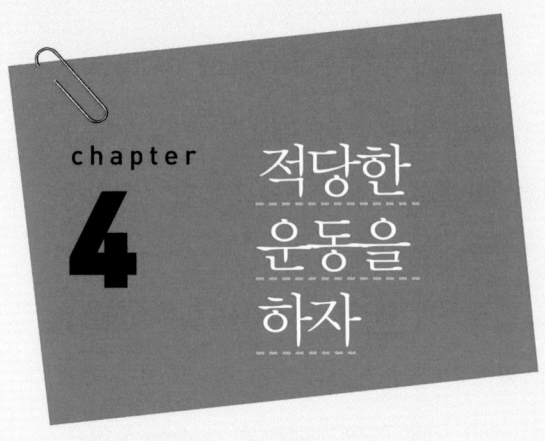

chapter

4

적당한
운동을
하자

1. 암 환자에게 운동은
생명의 몸짓

암 환자들은 질병 자체와 힘든 항
암 치료 과정으로 인해 피곤과 허약감, 무기력 등 신체 기능의 감소
를 동반한다. 특히 극도의 피로감은 감당하기 쉽지 않다. 이러한 환
자들의 신체적 피로를 해소하기 위해 의사들은 충분한 휴식과 수면
을 권장해왔다. 그러나 암 환자들에게 휴식만이 최선은 아니다. 무엇
보다 적당한 운동이 필요하다.

그렇다면 암 환자들이 운동하는 목적은 무엇일까? 일반인들이 운동하는 것은 체력 단련이나 체중을 줄이고 건강을 유지하기 위해서이다. 그러나 암 환자의 경우는 다르다. 질병 자체로 인한 전신 쇠약과 치료 과정에 누워 있는 시간이 많다 보면 심폐기능이 약해지고 근육들이 위축되어 신체 기능들이 저하되기 마련이다. 그 때문에 체력을 회복하고 자연 치유력을 높이기 위해 운동을 하는 것이다. 적당한 운동과 충분한 휴식은 자연 치유 능력을 향상시킨다.

항암 치료가 끝난 환자들한테 최적의 건강 수준을 유지하기 위해 추천되는 운동은 바로 유산소 운동이다. 그러나 무엇보다도 수술로 인한 입원과 항암 치료로 인해 극도로 쇠약해진 환자의 심폐기능을 향상시키는 데 주력해야 한다. 운동은 면역 기능을 강화시키며 몸의 자연 치유력을 극대화시킨다.

2. 암 환자가 하면 좋은 운동

운동은 자신이 좋아하고 즐겨하는 종목을 선택해 꾸준히 하는 것이 좋다. 군이 한 가지만 꼽으라면 걷기를 추천한다. 인간은 원래 두 발로 걷도록 만들어졌다. 우리 조상은 끊임없이 걸어 다닌 덕택에 건강을 유지했다.

걷기는 근육과 힘줄을 단련시키고 튼튼하게 유지시킨다. 넘어지지 않고 제대로 걸으려면 몸의 균형이 유지되어야 한다. 이 균형을 유지하기 위해 소뇌는 귀를 통해 얻어지는 정보와 시각적인 정보 등을 받아들여 근육의 반응을 조절한다. 따라서 걷기는 감각적·운동적 기능의 종합적인 조화가 요구되는 운동이며, 근골격계뿐 아니라 두뇌도 훈련시킨다.

우리 몸의 자연 치유 체계가 정상적으로 작동될 수 있도록 하려면 꾸준히 걷는 것이 좋다. 열심히 걷는 사람은 건강하며 질병에 걸렸을 때도 자연 치유력을 높여준다. 걷기는 굳이 배울 필요가 없고 혼자서도 얼마든지 할 수 있다.

걷기는 편안한 운동화를 신고 흙길에서 하는 것이 좋다. 처음에는 20분부터 시작하여 적응이 되면 30~40분 정도까지 늘리도록 한다. 걷고 나서 숨이 약간 찬 정도가 적당하다. 30~40분 정도 걷고서도 숨이 차지 않으면 도중에 속도를 좀 더 내는 것이 좋다.

그러나 운동은 무리하지 않는 것이 중요하고 힘들면 중간에 휴식을 취하도록 하자. 중요한 것은 자신의 체력에 맞춰 하는 것이지, 다른 사람의 체력과 비교할 필요는 없다.

걷기 외에 신체에 무리를 주지 않고 적절한 자극을 줄 수 있는 운동으로는 조깅, 고정식 자전거 타기, 줄넘기, 수영 등을 권장한다. 그중 고정식 자전거 타기는 처음 한 달 동안은 주 3회 정도 낮은 강도로

20분 정도부터 시작한다. 페달에 걸리는 부하는 운동 후 무릎 통증이 없을 정도의 강도를 유지하다가 차츰 운동 시간을 늘리도록 한다.

낮은 강도의 운동에 적응이 되면 한 번쯤은 30분 이상 빨리 걷거나 가벼운 달리기 같은 조금 숨이 찬 운동을 해도 좋다.

수영이나 물속 걷기는 체중으로 인한 부담이 적어 관절에 무리를 주지 않고 심폐기능이 향상되며 평소에 사용하지 않는 근육을 자극함으로써 몸의 유연성이 향상되고 체력을 회복하는 데 도움을 준다.

3. 암 환자에게 추천하는 운동 방법

운동의 강도

운동을 할 때는 운동의 강도를 어느 정도로 할 것인지를 염두에 두어야 한다. 특히 암 환자의 경우는 반드시 체크해야 한다.

건강한 사람이 운동을 할 경우에는 최대 심장박동수의 65~75% 수준에서 시행하는 것이 효과적이다. 최대 심장박동수를 알 수 있는 공식은 다음과 같다.

최대 심장박동수 = 220 − 실제나이

이 식을 이용하여 60세 환자의 최대 심장박동수를 계산해보자. 220-60=160이므로, 건강한 사람은 1분당 심장박동수가 104~120회 정도 되도록 운동하는 것이 적당하다.

그러나 암 환자는 최대 심장박동수의 40~50% 정도로 하는 것이 좋다. 이 정도 강도는 운동 중에 다른 사람과 얘기를 나눠도 숨이 차지 않을 정도이다. 또는 주관적인 피로도를 근거로 해서 약간 숨이 차거나 환자가 힘들어 하지 않는 운동 강도를 유지하도록 한다.

운동의 횟수

운동은 매주 4~5회, 매회 30~40분 정도로 하는 것이 좋다. 만일 이 정도가 힘들다면 일주일에 3회 정도로 줄여도 된다. 운동 전에는 반드시 준비운동을 하고 운동화를 신도록 한다. 주의할 점은 피로하면 일단 휴식을 취해야 한다. 조금 쉬고 나서 다시 운동하면 된다. 만약 운동한 다음 날 피곤을 느낀다면 운동을 쉬어도 좋다. 절대로 무리해서 운동할 필요는 없다.

운동은 꾸준히 하면 된다. 운동이 몸에 좋다 하여 운동을 많이 하면 더욱 좋을 것이라는 생각은 금물이다. 약이 좋다고 과다하게 투여한다면 곧 극약이 되는 것과 마찬가지 이치이다. 과한 운동은 암 환자에게 치명적이다. 휴식이 충분히 이루어지지 않으면 또 다른 병을 초래한다. 운동은 휴식과 반드시 균형을 이루어야 한다.

4. 암 환자가 운동을 하면
좋은 이유

운동은 여러 가지 면에서 우리 몸의 치유 체계에 이롭다. 운동을 하면 혈액순환과 신진대사가 촉진된다. 특히 운동을 하면 심장박동수가 늘고 호흡이 가빠지며 몸이 뜨거워지는데, 이는 면역력을 높이는 데 일조하게 된다. 바로 우리 몸의 체온을 높여주기 때문이다.

체온이 올라가면 면역력도 올라간다. 또 운동을 하면 근육의 수축이 일어난다. 운동과 더불어 근육의 활동, 즉 수축이 시작되면 산소 요구량이 증가하게 된다. 그 결과 심장은 근육에 보다 많은 산소를 공급하기 위해 박동수를 증가시켜 혈액의 산소 공급을 늘린다. 이처럼 한정된 혈액량을 가지고 신체 각 부위에 혈액을 분배하기 위해서 심장 박출량도 증가하게 되고, 부위별로 혈액을 공급하기 위해 혈관 운동도 증가하게 된다.

혈관의 총 길이는 약 10만km로, 산소 운반부터 노폐물 정화에 이르기까지 많은 일을 혈관과 혈액이 담당한다. 혈관도 우리 몸의 중요한 장기로서, 운동을 하면 이들 혈관이 더욱 튼튼해진다.

한편 대사산물로 생산되는 탄산가스도 제거해야 하므로 더불어 호흡도 빨라진다. 운동을 하게 되면 산소 섭취가 늘고 이 산소를 이용하여 우리 몸은 에너지를 만들고 열을 방출하게 된다. 따라서 체온이 올라간다. 몸속에서 발생한 열을 혈액이 체표면의 피부로 운반하면 피부는 땀으로 열을 방출하게 된다.

동시에 열로 인해 혈관들이 덥혀지면서 혈관이 늘어나게 되는데, 이때 혈류량이 증가한다. 그리고 혈류량이 증가함에 따라 혈액 안의 독소들도 빠른 속도로 땀샘을 통해 내보내게 된다.

우리 몸은 운동 등으로 체온이 올라가면 높아진 온도를 해결하기 위해 땀을 배출하게 된다. 땀을 분비하는 것은 열을 방출하기 위해 나타나는 현상으로, 땀을 배출해 체온을 내리기 위한 작용이다. 땀의 99%는 물이며, 물 외에 1%의 성분에는 젖산, 소금, 질소화합물 등 노폐물이 포함되어 있다.

사람은 항온동물로 정상 체온은 36.5℃에서 37℃이다. 우리 인간은 열을 생산하는 생명체이다. 인간은 끊임없이 열을 생산하고 방출한다. 그렇다면 어떻게 열을 만들어낼까?

모든 사람은 음식물의 형태로 에너지를 섭취하게 마련이다. 열은 우리가 섭취한 음식물인 탄수화물, 단백질, 지방 등이 가진 화학에너지와 호흡으로 들이마신 산소가 미토콘드리아 내에서 산화되어 에너지를 발생시켜 만든다.

그중 약 30%는 일에너지로 바뀌고 나머지가 열로 변한다. 우리 인체는 생명을 유지하기 위해 세포 내 미토콘드리아에서 끊임없이 에너지를 생산해낸다. 따라서 우리가 정상 체온을 유지한다는 것은 곧 신진대사가 좋은 상태로 건강하다는 말이다.

그러나 의학적으로 정상 체온을 유지하기 위해서나 운동 등으로 체온을 유지하기 위해 땀으로 열을 발산하는 생리적 발열 이외의 체온 상승은 정상적인 것으로 보기 힘들다.

우리가 아플 때 열이 나는 이유는 무엇일까? 외부에서 세균이 침입하면 백혈구가 나서서 세균을 사멸시킨다. 그리고 이때 백혈구가 만들어내는 발열 물질에 의해 열이 발생된다. 어떤 병에 걸렸을 때 병을 이겨내기 위한 우리 신체의 반응으로서 열이 나는 것이다. 즉 열이란 병을 고치려고 하는 우리 몸의 자연스러운 치유 반응인 것이다.

운동을 하면 체온이 올라간다

체온이 평소보다 1℃만 내려가도 면역력은 30%나 떨어진다. 반면에 평소보다 1℃가 올라가면 면역력은 5~6배 올라간다. 따라서 저체온인 환자의 체온이 올라가면 면역력도 올라간다. 실제로 암 환자들을 살펴보면 저체온이 많고 저체온일 때 암세포가 빨리 증식한다. 암세포는 35℃에서 가장 많이 증식하며 39.3℃ 이상이 되면 사멸한다.

내 몸의 체온을 가장 손쉽게 올릴 수 있는 방법은 무엇일까? 바로 운동이다. 몸을 움직이는 운동이 하나의 방법이다. 운동을 하면 근육이 수축 또는 확장되면서 체내에 열이 발생해 체온이 올라간다. 그렇게 되면 면역력이 높아지고 세포도 제 임무를 충실하게 수행하면서 건강한 몸을 만드는 파수꾼 역할을 하게 된다.

운동을 할 때는 땀이 조금 날 정도로 하는 것이 좋다. 땀이 날 정도로 몸을 움직이면 몸이 따뜻해진다. 그러나 대부분의 환자들은 땀이 날 정도로 운동을 할 수가 없다. 그렇다고 크게 걱정할 필요는 없다. 천천히 걷기만 해도 열이 발생해서 체온이 올라가기 때문이다. 반면 너무 무리하게 운동을 하면 활성산소가 많이 생겨나므로 오히려 해가 될 수 있다.

운동의 형태는 여러 가지지만 공통적으로 평상시보다 산소 소비량이 증가하고 에너지가 나옴으로써 에너지 소비량이 증가한다. 즉 운동을 하면 에너지인 열이 나오고 체온이 올라간다. 따라서 자신의 체력에 맞춰 운동을 하면 된다. 그러다가 차츰 운동 강도를 높여 빨리 걷거나 가벼운 달리기 등 조금씩 숨이 찬 운동을 한다.

운동 이외에 따뜻한 햇볕 쬐기, 잠들기 전 따끈한 물로 목욕하기 (따끈한 물로 몸을 30분 정도 데워주는 목욕 요법) 등도 체온을 올리는 데 효과적이다.

꾸준한 운동이 주는 효과

적절한 운동을 꾸준히 지속하면 다양한 효과를 기대할 수 있다. 이를테면 좋은 콜레스테롤, 최대 혈관 확장 능력, 심혈관 기능 등이 증가하고, 혈액순환이 촉진되며, 나쁜 콜레스테롤, 혈압, 맥박, 혈당, 혈액 내 염증 수치가 줄어들면서 심혈관 질환의 위험을 절대적으로 감소시켜준다.

또 운동은 인체의 각 기관에 자극을 주고 체력을 회복할 수 있도록 도와준다. 날마다 꾸준히 하면 좋은 운동은 아침에 일어나자마자 스트레칭과 맨손체조를 하는 것이다.

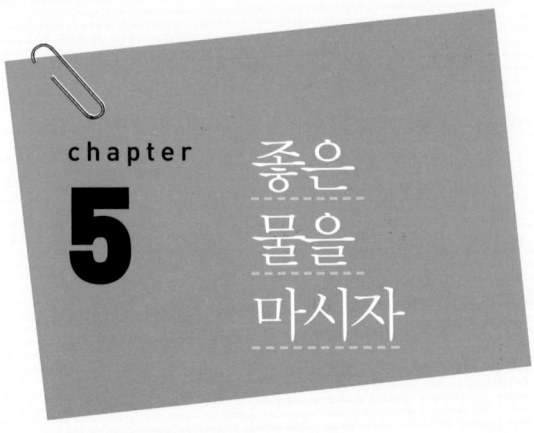

chapter

5

좋은
물을
마시자

1. 물이 건강을
좌우한다

우리 인간은 체중의 약 90%에 해
당하는 물을 몸에 지니고 태어났다. 그러나 나이가 들면서 소아는 체
중의 70%, 성인 남자는 60%, 성인 여자는 50%가량으로 차츰 줄어들
게 된다. 평균적으로 우리 몸의 70% 정도가 물로 이루어져 있는 셈이
다. 여기에는 전해질이 녹아 있으며, 그 성분은 항상 일정한 범위 내에
서 조절·유지되어 세포에 안정된 환경을 제공한다. 혈관 내 세포 외

체액이 혈액인데, 물은 이러한 혈액 무게의 약 80%를 차지한다.

물은 우리 건강에 기초를 제공한다. 인간은 음식을 먹지 않은 상태로 몇 주를 살 수 있지만 물 없이는 단 며칠도 견디기 힘들다. 채소의 새싹 역시 흙과 비료 없이 물만으로도 재배할 수 있다. 물속에 각종 영양소들이 들어 있기 때문이다. 그래서 물은 생명의 근원이다.

인간은 수분이 체중의 1%만 부족해도 금방 갈증을 느낀다. 또 수분이 체중의 5~6%가 부족하면 탈수로 인해 맥박과 호흡수가 증가하고, 10%가량이 부족하면 현기증과 근육에 경련이 일어난다. 인체의 수분 비중이 1~2% 정도 부족한 상태가 만성적으로 지속되는 것을 '만성 탈수'라고 하는데, 만성 탈수 상태에서는 인지 기능이나 정신 기능도 현저히 줄어드는 것으로 알려져 있다.

물은 혈관을 통해 60조 개의 세포에 영양분을 실어 나르는 일을 한다. 물은 혈액순환을 좋게 하고 신진대사를 촉진하며 노폐물이나 독소를 배출한다.

우리 몸의 70%가 물로 이루어져 있으므로 우리 몸의 세포는 물속에 잠겨 있는 것이나 다름없다. 하지만 물이 부족하면 혈액순환과 물의 공급이 원활하지 못해 세포에 영양 공급이 충분히 이루어지지 않는다. 따라서 세포가 제 기능을 할 수가 없다.

가뭄 때 논밭을 떠올려보라. 식물들이 메말라 있을 것이다. 우리 인간도 마찬가지이다. 인체도 물이 부족하면 영양 부족이 될 뿐만 아니라 세포 속에 쌓인 노폐물이나 독소를 배출하지 못해 새로운 질병이 생기기도 하고, 앓던 질병이 악화되기도 한다.

반대로 물을 충분히 마시면 질병을 예방할 수 있다. 우리 몸속의 독소를 제거하는 것을 디톡스(Detox)라 하는데, 이 디톡스는 해독(Detoxification)의 약자이다. 디톡스는 제거를 의미하는 'De'와 독소를 의미하는 'Toxin'이 합해져서 해독을 의미한다. 물을 충분히 섭취하는 것이야말로 우리 몸이 스스로 노폐물이나 독소를 제거할 수 있는 가장 확실한 디톡스(해독) 방법이다.

2. 물은 부작용 없는 해독제

평소 물의 섭취가 부족하면 대장까지 가는 물이 줄어듦에 따라 대변이 굳어져 변비의 원인이 된다. 물을 충분히 섭취하면 발암물질을 몸 밖으로 내보내줄 뿐만 아니라 배변을 도와 발암물질이 대장 벽에 들러붙는 시간을 줄여주기 때문에 대장암도 예방된다.

또한 물은 몸 안의 독소를 희석시키고 배출해내는 역할을 하는데, 이들 독소가 배설되지 않고 몸에 흡수될 때 나타나는 증상인 두통이나 만성피로, 거친 피부, 암의 싹도 미연에 막을 수 있다.

물을 적게 마시면 소변의 농도가 짙어져 요로결석이 생길 확률이 높아지고, 원래 있던 결석도 커질 가능성이 높다. 그러나 물을 많이 마시면 소변이 희석되고 요로결석의 배출도 원활해진다. 치료와 예방이 함께 되는 셈이다.

또 물을 많이 마시면 콩팥, 요관, 방광 등 요로에 생기는 암 발생도 줄어든다. 이는 발암물질이 소변으로 배설됨에 따라 발암물질이 몸속에 머무는 시간과 농도를 줄여주기 때문이다. 특히 방광암은 물을 많이 마실수록 예방 효과가 커진다. 대장암도 물을 많이 마시는 사람이 그렇지 않은 사람보다 발생 위험이 45% 감소하는 것으로 조사됐다.

한편 만성적인 탈수 상태에서는 침샘의 기능에도 이상이 생겨, 침의 양이 줄어들고 이로 인해 구강 상태가 나빠질 수 있다.

그렇다면 하루에 필요한 수분양은 얼마나 될까?

사람이 하루 동안 섭취한 물은 몇 갈래의 길을 거쳐 배설된다. 대소변으로 배출되는 수분이 약 1.6L(소변으로 약 1.4L, 대변으로 200ml), 대소변 외에 배출되는 수분이 약 1.5L(땀, 피부, 호흡으로 각각 약 500ml)로, 성인이 하루에 배출하는 수분양은 총 3.1L에 달한다.

반면 하루에 음식으로 섭취하는 수분양은 약 1~1.2L이며, 재활용 수분(몸속의 세포 대사 중 산화작용으로 발생하는 물)도 소량쯤(100ml) 있어서 식사 이외에 1.8L 이상의 수분을 보충해줘야 한다.

따라서 하루에 섭취하는 물의 양도 약 1.8L 이상이 되어야 한다.

그 물은 순전히 음료수나 음식물의 수분을 통해 온전히 입으로 들어오게 된다. 보통 컵(한 컵 200ml)으로 하루에 8~10잔 정도의 물을 섭취할 것을 권장한다. 물론 이것은 하나의 기준일 뿐이다. 하루에 섭취하는 수분양은 자신에 맞춰 적절히 조절하면 된다.

특히 노인들은 신장에서 수분의 재흡수율이 떨어지고 뇌의 시상하부에 있는 갈증중추가 노화된 탓에 수분이 부족해도 갈증을 잘 느끼지 못하므로 일부러라도 물을 조금씩 자주 마시는 것이 좋다.

3. 물,
이렇게 마시면 좋다

잠을 자는 동안에는 호흡이나 땀 등으로 수분은 배출되지만 따로 수분이 보충되지 않기 때문에 아침에는 우리 몸에 필요한 물을 보충해줘야 한다. 따라서 물은 아침 공복에 마시는 것이 좋다. 마른 대지의 식물에 물을 주는 것과 같은 이치이다.

또 물은 하루 종일 틈틈이 자주 마시는 것이 좋다. 몸에 좋은 물도 마시는 요령이 있다. 식사 직전에 물을 많이 마시면 위가 물로 가득 차 밥맛을 잃고 식사를 제대로 하기 힘들다. 물의 섭취는 아침에 일어났을 때와 식사 30분 전이 가장 이상적이라고 할 수 있다. 30분 정도면 물이 위에서 장으로 이동하므로 식사에 별다른 지장을 주지 않기 때문이다.

그렇다면 하루에 마시는 물의 양은 얼마가 적당할까? 앞에서도 언급했지만 다시 한 번 정리해보도록 하자.

성인의 하루 수분 배출량은 약 3.1L인데, 음식물에도 수분이 포함되어 있으므로 식사 이외에 1.8L 정도는 물로 보충해야 한다. 보통 한 잔에 200ml의 물을 하루에 8~10잔 정도 섭취할 것을 권장한다. 그러나 이 양은 활동량, 날씨 등에 따라 달라질 수 있고 체중이 무거울수록 물 필요량도 많아진다. 따라서 하루 물 섭취량은 개인마다 차이가 있으므로 자신이 잘 판단하여 적절히 조절하면 된다.

1일 최소 물 필요량(ml)은 체중에 30~33을 곱하면 나온다. 예를 들어 체중이 70kg인 성인은 2100~2300ml(2.1~2.3L)의 물을 마시면 된다.

무엇보다 취침 전에는 물을 마시지 않는 것이 좋다. 잠들기 전에 물을 마시면 한밤중에 소변이 마려워 수면에 방해를 받을 수 있게 된다. 만일 갈증을 느끼면 잠들기 30분에서 1시간 전에 조금만 마시도록 하자. 따라서 하루 1.8L 이상의 물을 마시되 식사 전과 취침 전은 피하는 게 좋다.

또한 땀을 많이 흘리는 여름철에는 수분 손실이 많으므로 겨울보다는 여름에 더 많은 수분이 필요하다. 즉 하루에 필요한 물의 양은 계절에 따라, 개인에 따라 차이가 있을 수 있으므로 스스로 잘 판단하여 줄이거나 늘리면 된다.

여름에는 시원한 생수를, 겨울에는 따뜻한 물을 마시는 것이 좋다. 또 물은 천천히 마시는 것이 좋으며 한꺼번에 많이 마시는 것은 좋지 않다. 소량을 차분하게 물맛을 음미하며 마시는 것이 좋다. 특히 위장 기능이 약하거나, 위하수, 위 무력증 혹은 위장 수술을 받은 사람은 천천히 마셔야 한다. 물도 씹어 마시면 좋다.

수분을 충분히 섭취하기 위해 물 대신 차나 커피를 마시는 사람이 종종 있다. 카페인이 든 녹차나 커피, 알코올이 든 맥주 그리고 사이다나 콜라 같은 탄산음료는 이뇨작용이 있어 많이 마실수록 체내 수분을 빼내는 역효과를 낸다. 이를테면 마시는 수분양보다 빠져나가는 수분양이 1.5배 정도 더 많아진다.

이는 혈액에 수분을 공급하기는커녕 오히려 탈수를 일으키는 원인이 되므로 음료수보다는 물을 섭취해야 한다. 한마디로 녹차나 커피, 탄산음료 대신 물을 마시는 것이 효과적이다.

물도 많이 마시면 살찐다는 사람이 있다. 그러나 신체 기능이 정상적이라면 물을 마신다고 해서 살이 찌지는 않는다. 물은 0kcal로 열량이 없다. 물론 물도 많이 마시면 일시적으로는 체중이 늘겠지만, 심장과 신장 기능이 정상적으로 이루어진다면 이뇨작용 때문에 곧 본래 체중으로 돌아올 것이다.

4. 약이 되는 물,
독이 되는 물

물이 없으면 사람뿐 아니라 모든 생명체가 생명을 유지할 수 없다. 우리 몸을 이루는 60조 개의 세포는 물을 받아들여 세포 속에 쌓인 노폐물이나 독소를 배출시킨다. 그렇지 못할 경우에는 쌓인 독소가 유전자를 손상시켜 암세포를 만들 수도 있다.

우리 몸의 체내 기능이 원활히 작동하기 위해서는 좋은 물이 절대적으로 필요하다. 그렇다면 어떤 물이 좋은 물일까?

한마디로 좋은 물은 환원력이 높은 환원수이다. 환원력이 높은 물이란 물을 전기분해하여 이온화시켜 전자를 받아들인 상태의 물을 말한다. 물을 마실 때는 환원력이 높은 물을 마시는 것이 좋다.

수돗물은 염소를 투입하여 살균된 물이다. 어떻게 염소가 물을 살균할까? 물에 염소를 투입하면 활성산소가 발생하여 이 활성산소가 미생물을 죽이면서 자연스레 살균이 된다. 그러나 살균이 되는 한편 수돗물 자체까지 산화되어버린다는 맹점이 있다.

원래 활성산소는 우리 몸에 들어온 각종 세균을 산화시켜 죽이는 유익한 작용을 한다. 따라서 활성산소는 우리 몸에 상당히 고마운 존재이다. 그러나 우리 몸 안에서 너무 많이 생기게 되면 오히려 몸속의 무법자가 된다. 즉 우리 몸의 세포까지 무차별적으로 공격해 산화시키고 파괴해버린다.

산화란 전자를 빼앗기는 것이다. 산화의 반대말은 환원이다. 환원은 전자를 받아들이는 것을 말한다. 산화력이란 다른 물질을 산화시키는 힘이고, 환원력이란 다른 물질을 환원시키는 힘을 일컫는다.

산화력이 크다는 것은 다른 물질을 산화시키는 힘이 크다는 것이다. 깎아놓은 사과가 검게 변하거나 철이 산소와 반응하여 철이 녹슬고 부식되는 것도 산화이다. 사과나 철이 전자를 빼앗김으로써 산화가 되는 것이다.

그렇다면 수돗물은 어떤 물일까?

한마디로 산화력이 상당히 높은 물이다. 산화력이 크다는 것은 다른 물질로부터 전자를 빼앗아오는 힘이 크다는 것이다. 따라서 산화력이 크면 정상 세포의 유전자로부터 전자를 빼앗아와 유전자에 손상을 줌으로써 세포의 암화를 초래한다. 여기서 손상이란 정상 세포가 산화되는 것을 뜻한다.

암은 정상 세포의 유전자가 활성산소에게 전자를 빼앗겨 돌연변이를 일으킴으로써 발생하게 된다. 하지만 유전자보다 활성산소에게 전자를 더 빨리 내주는 환원력이 큰 물질이 있다면 암을 예방할 수도 있다.

따라서 환원력이 높은 물을 마셔야 한다. 앞에서도 살펴보았듯이 환원력이 높은 물이란, 물을 전기분해하여 이온화시켜 전자를 받아들인 상태가 된 환원수이다. 환원수는 활성산소가 유전자한테서 전자를 빼앗기 전에 활성산소에게 더 빨리 전자를 내주기 때문에 유전자의 손상을 방지함으로써 암을 예방할 수 있도록 돕는다.

정수기는 물을 전기분해하여 전해질이 많은 알칼리성과 산성으로 나눈다. 그런 다음 산성수는 걸러내고, 알칼리수만 마실 수 있도록 따로 내보낸다.

환원수 정수기(알칼리이온 정수기)는 물을 전기분해하여 이온화시켜 환원력이 높은 물을 만들어낸다. 환원력이 높은 물은 우리 몸에 약이 된다.

이것으로 좋은 물이 어떤 물인지에 대한 답이 되었는가? 사람들은 흔히 멸균된 물을 안전하다고 생각하지만 꼭 그렇지 않다. '좋은 물'이란 멸균된 물이 아니라 환원력이 높은 물이다.

수돗물은 염소 소독으로 대부분의 세균은 죽지만, 간혹 염소로도 죽지 않는 병균이 남아 있기도 한다. 세제, 화학비료, 제초제, 살충제의 출현으로 여러 독성 물질들이 물을 오염시켜 우리가 마시는 물속에까지 녹아들어 있을 수 있다. 이런 해로운 물질들을 제거한다 해도 수돗물에는 여전히 염소나 화학물질 같은 안전하지 않은 물질들이 남아 있을 수 있다.

그러나 정수기를 통해 여과된 물은 수돗물에 함유된 잔류 염소나 화학물질이 어느 정도 제거된 상태이므로 비교적 안전하고 좋은 물이라 할 수 있다. 염소가 함유된 물은 사람 몸에 결코 좋지 않다. 결국 좋은 물이란 '화학물질에 오염되지 않고 환원력이 높은 물'로 정의할 수 있을 것이다.

5. 암 환자에게 좋은 알칼리 물

환원력이 높은 알칼리 물은 활성산소에게 전자를 먼저 내주어 스스로 산화됨으로써 유전자의 산화를 막는다. 활성산소는 활성산소를 제거하는 물질인 항산화제에 의해 환원되어 발암성을 잃게 된다.

따라서 알칼리 물은 항산화제로 암 예방 물질이 될 수 있으며, 화학적으로는 환원제라 할 수 있다. 알칼리수는 활성산소를 제거하는 우리 몸의 청소부로서 신체가 알칼리성이 되도록 도와준다. 그렇기 때문에 알칼리 이온수는 모든 암 환자에게 아주 권장할 만하다.

그러나 알칼리 이온수를 마실 수 없는 형편이고 좋은 샘물이나 적절한 급수 시스템으로부터 안전한 물을 공급받을 수 없다면 생수를 충분히 마시는 것이 좋다. 어쨌든 질병을 가지고 있거나 암 환자의 경우는 현재 마시는 물을 정수해서 마실 필요가 있다.

자연 생수는 지역에 따라 차이가 있지만 대체로 산소를 비롯하여 마그네슘, 칼슘, 철, 칼륨, 요오드 등 각종 영양소가 들어 있다. 자연 생수로는 땅속에서 솟아 나오는 물이나 주위가 깨끗한 바위 밑에서 솟아 나오는 물이 좋다. 지표면에서 약 50cm 사이에는 무수히 많은 미생물이 살고 있는데, 이들이 물속 오염물질들을 처리하여 지하수를 깨끗하게 만들기 때문이다.

깨끗하고 건강한 물은 생명수이다. 생수는 끓이면 우리 몸에 유익한 영양소들이 활성을 잃게 되어 죽은 물(死水)이 되어버린다. 따라서 생수는 그대로 마시는 것이 좋다.

예전에는 지하수를 식수로 사용했다. 하지만 50cm 이상의 깊은 땅속에는 미생물이 살지 않으므로 깊은 땅속의 지하수는 오염의 우려 때문에 주의를 요했다. 다행히 요즘은 지하수를 식수로 사용하는 경우가 드물기 때문에 안심해도 된다.

누구나 조금만 관심 가지면 생활에서 쉽게 활용할 수 있는 '물 건강법'은 아무리 강조해도 지나치지 않는다. 좋은 물을 마시면 건강해진다는 말은 근거 없는 말이 아니다. 진리이다.

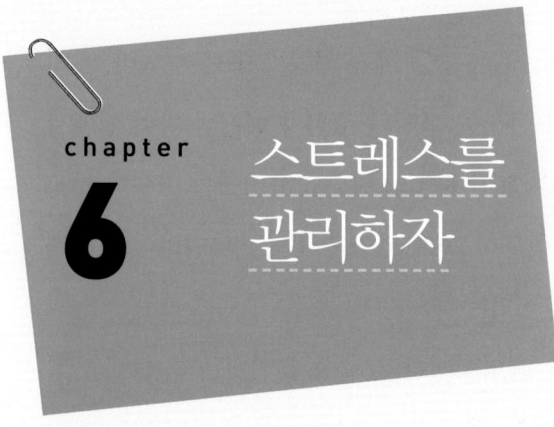

chapter

6

스트레스를
관리하자

1. 고민이 많으면
육체에 병이 생긴다

　　　　　　　　　　식사는 현미식, 소식이 좋다는 것
은 이미 상식이 됐다. 규칙적인 식사와 현미식, 소식이야말로 건강을
유지하는 첩경이다. 그다음으로 환경적 요소가 중요하다. 그래서 일
반인보다 오래 사는 장수 마을이 따로 있지 않은가?

　지금까지 조사한 바에 따르면 맑은 공기, 깨끗한 물, 오염되지 않
은 식품, 소식 등이 복합적으로 작용하여 장수마을이 만들어졌다고

한다. 그렇다면 좋은 음식, 좋은 환경을 갖추면 모두 건강해지고 장수할 수 있다는 말인가?

꼭 그런 것만은 아니다. 그 밖에 더 중요한 게 있다. 바로 스트레스를 잘 관리하는 것이다. 스트레스 때문에 현대인의 심신은 나날이 무너지고 있다.

오래전 기억이긴 하지만 의사도 전문 분야별로 수명이 다르다고 한다. 여러 전문 분야 가운데 정신과 의사의 수명이 가장 짧다는 것이다. 아마도 직업과 관련된 스트레스가 원인이 아닌가 싶다. 이는 정신적 건강이 육체적 건강보다 우선한다는 뜻일 것이다. 즉 마음의 안정이 건강에서 가장 중요한 요소임을 시사해주는 것이다.

우리나라 국민이 평균 수명까지 살 경우 남자는 3명 중 1명, 여자는 4명 중 1명이 암에 걸릴 수 있다고 한다. 또 최근 보건복지가족부 중앙암등록본부에서 발표한 암 발생 후 10년 생존율을 보면 전체적으로 생존율이 증가한 것으로 나타났다. 이는 암에 걸릴 확률도 높아졌지만 반대로 생존할 확률도 높아졌다는 것으로, 암 때문에 치료를 받아야 하는 기간이 늘어나게 되었음을 의미한다.

암이란 수술로 치료가 끝나는 것이 아니라 수술한 뒤에도 지속적으로 치료를 받아야 하는 병이다. 게다가 가족들도 환자 간호에 얽매이게 되어 환자 본인은 물론이고 주변 가족 모두에게 상당한 심적 부담을 주게 된다. 이 과정에서 치료의 어려움과 암으로 인한 두려움으로 인해 환자가 받는 스트레스는 엄청날 수밖에 없다.

스트레스란 정신과 육체가 내적·외적 요인으로 압박을 받아 불쾌하고 불안한 상태에 있는 것을 말한다. 즉 스트레스는 어떤 일에 대해 내 몸이 반응하는 것이다. 정신이 육체를 지배하는 법이다. 따라서 정신이 불쾌하거나 불안하면 육체의 건강이 근본적으로 허물어지고 만다. 말하자면 정신적으로 고민이 많아지면 육체에 병이 생길 수밖에 없다.

스트레스는 우리 삶의 일부이다. 온 세상이 갖가지 번뇌와 고통으로 가득 차 있기 때문이다. 따라서 스트레스는 자신의 의지와는 상관없이 우리가 살아가면서 받게 마련이다. 또한 자기 뜻대로 마음대로 할 수 없을 때에도 생겨난다. 그래서 스트레스는 우리 몸 안에서 생겨나기도 한다. 결국 스트레스는 외부에서 받기도 하고 내부에서 생겨나기도 하는 것이다. 스트레스는 면역력을 떨어뜨리는데, 암은 이처럼 면역력이 떨어졌을 때 생긴다.

따라서 스트레스를 잘 관리하고 조절하는 것은 암을 예방하고 더이상 암이 힘을 못 쓰게 하는 방법도 된다. 우리의 목표는 스트레스를 완전히 없애는 것이 아니라 잘 관리하고 조절해서 오히려 힘이 되도록 하는 것이다.

모든 일이 사람 마음먹기에 따라 달라지듯이 지금 자신에게 일어난 사건이 무엇이건 간에 그 사건으로 인해 받는 스트레스를 어떻게 받아들이느냐에 따라 내가 감당할 수 있는 일이 될 수도 있고 감당할 수 없는 일이 될 수도 있다.

"고통은 불가피하지만 괴로움은 선택이다"라는 글귀가 생각난다. 그렇다면 자신에게 찾아온 고통을 어떻게 더 큰 괴로움으로 키우지 않고 그대로 받아들여서 마음의 안정을 되찾을 수 있을까?

일단 어떤 사건이 일어나면 침착함을 유지하면서 차분한 마음으로 생각을 정리하고 대안을 긍정적으로 생각하는 것이 초기 대응으로 아주 중요하다. 모든 문제를 해결 가능한 문제로 생각하고 위기를 기회로 삼는다면 현재 처한 상황을 대처하기가 훨씬 수월할 것이다.

사실 이렇게 하는 것은 결코 쉬운 일이 아니다. 하지만 이런 문제에서 오랫동안 헤어나지 못하면 절망만 깊어진다. 내일 일은 아무도 모른다. 다만 우리 인생에는 한 가지 확실한 게 있다. 그것은 우리의 인생이 불확실성으로 가득하다는 것이다.

따라서 암을 치유하기 위해서는 무엇보다도 스트레스를 스스로 관리하는 방법을 강구해야 한다. 불안에 초점을 맞추지 말고 계획을 세우고 목표를 설정하라. 그 계획과 목표에 따라 행동한다면 그것으로 치유 과정이 시작되는 것이다.

인생은 기다림이다. 투병에 소요되는 지난한 기다림의 시간이 지나면 기쁨의 희소식이 날아들 것이다. 우리 인체는 존엄하고 신비스럽다. 그리고 인체의 구조와 기능은 예측 불가능할 정도로 복잡하다.

다행히도 우리 인간은 생존 본능이 대단히 강하다.

암 진단을 받고 충격에 빠지지 않을 사람이 어디 있겠는가? 절망감은 상상할 수 없을 만큼 깊고 스스로를 통제하기도 결코 쉽지 않다. 평소에 죽음이나 암을 남의 일로 생각해왔다면 더욱 그럴 것이다.

이를 극복하기 위해서 나의 반응들을 나 스스로에게 유리한 쪽으로 바꾸어 생각해보자.

생존율이 낮다고 모든 환자가 죽는 것은 아니다. 생존율은 암의 성질이나 개인차를 고려하지 않은 통계적인 수치일 뿐이다. 통계 수치를 자신에게 적용하지 말라. 암에도 기적이란 게 존재한다. 말기 암환자로 병원에서 포기한 환자임에도 불구하고 생존해서 잘 살고 있는 사람도 얼마든지 있다.

이것은 의학적으론 도저히 설명이 안 되는 것이다. 절대 자신을 포기하지 말라. 애착과 집착을 버리고 나 자신도 내려놓아라. 그러면 내 몸 가운데서 치유의 발전소가 가동하여 치유의 에너지가 나오게 된다. 그럼으로써 스스로를 치유할 수 있도록 도와준다.

필자를 찾아오는 환자들 대부분은 암이 재발하였거나 전이된 경우가 많다. 죽음이 턱밑까지 차 있는 사람들이다. 그럼에도 자기 자신을 내려놓을 줄 모른다. 나이가 많든 적든 상관없이 떠나버리면 어느 것 하나 가져갈 수 없고, 내가 그토록 집착했던 모든 것들이 소용없는 일이 되는데, 죽음이 턱밑까지 왔음에도 놓을 줄을 모른다. 안타깝다.

　더구나 암의 예후는 무엇보다 시기가 중요하기에 이런 환자를 볼 때마다 안타깝기가 이루 말할 수 없다. 한 발 늦게 필자를 찾아오는 환자를 보며 '좀 더 일찍 왔더라면 필자와 더불어 마음도 다스리고, 혹여 병원 치료로 만족하지 못한다면 면역요법을 비롯하여 다른 치료도 함께 병행할 수 있을 텐데' 하는 아쉬운 마음을 표현할 방법이 없다.

2. 긍정은
긍정을 낳는다

　　　　　환자들 중에는 간혹 모든 게 불만스럽고 못마땅해 하는 사람들이 있다. 필자도 심신이 지친 위중한 암 환자를 보면 마음이 참 아프다. 아마도 오랜 치료 과정을 거치며 여러 가지로 불만이 쌓이고 심신이 지쳐서 그런 것이리라 이해한다.

　행복과 불행, 만족과 불만족은 각자 개인이 처한 상황에 따라 어느 정도 영향을 받겠지만, 무엇보다도 그 상황을 바라보는 우리의 마음이 더 중요하지 않을까 생각한다. 필자도 쉽지는 않지만 세상만사가 모두 마음의 조화라는 일체유심조(一切有心造)라는 경구를 마음에 새기면서 하루하루 생활하고 있다.

긍정적인 생각이 긍정적인 결과를 가져온다. 미래에 대해 부정적인 생각보다는 긍정적인 희망을 갖고 능력이 닿는 범위에서 최선을 다한다면 성공으로 이어질 수 있다. 특히 어려운 상황, 극한 상황에 처할수록 주변을 탓하거나 불만을 갖지 말고 더욱 긍정적인 생각을 가져야 한다.

하나의 실험이 있다. 과학자들이 큰 물통에 쥐를 여러 마리 넣은 뒤 뚜껑을 닫고 빛을 차단했다. 그러자 통속에 갇힌 쥐들이 평균 3분 만에 헤엄치기를 포기하고 죽어버렸다. 다음 실험에서는 모든 조건을 동일하게 하되 희미한 빛이 통 안에 스며들도록 했다. 그러자 쥐들은 평균 36시간 이상을 헤엄치며 살아 있었다.

어둠 속에 갇힌 쥐는 살려는 노력을 포기했지만, 한 줄기 빛에서 희망을 품은 쥐들은 750배나 되는 긴 시간 동안 절망적인 상황을 이겨낸 것이다. 그들의 목표는 오직 하나, 살아남는 것이었다.

희망을 가져라. 희망은 절망을 날려버린다. 명심할 점은 생명을 위협하는 병 앞에서는 긍정적인 투쟁 정신의 소유자가 살아남을 확률이 높다는 것이다.

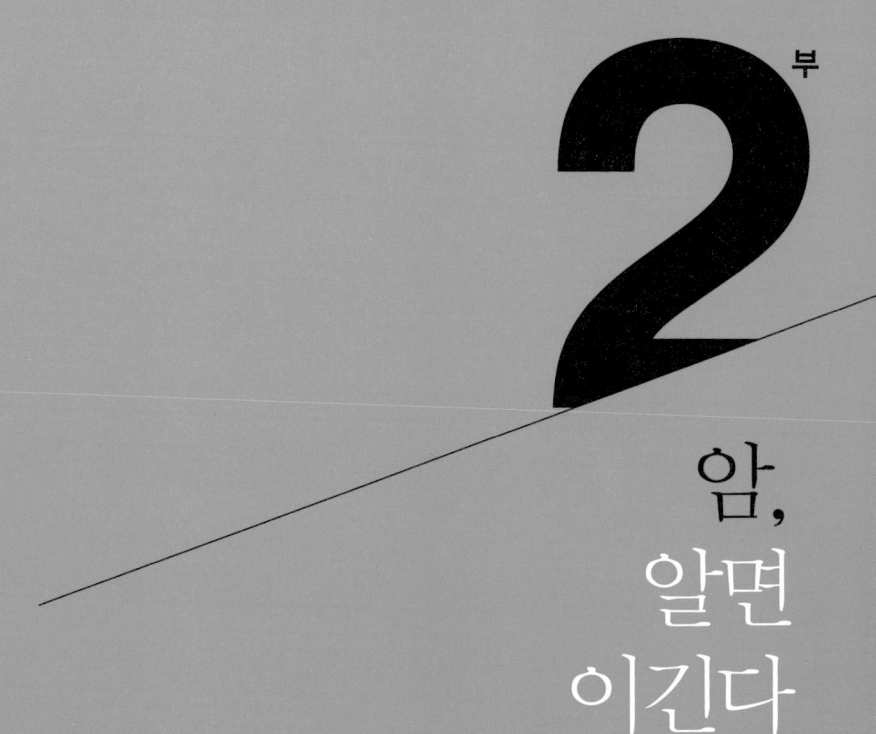

2부

암,
알면
이긴다

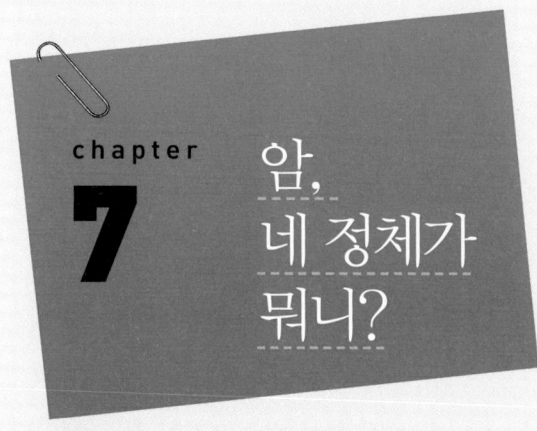

chapter

7

암,
네 정체가
뭐니?

1. 암은
세포의 병이다

우리 몸을 구성하는 가장 작은 구
조적·기능적 기본단위는 세포이다. 모든 생물은 세포로 이루어져
있다는 세포설이 19세기에 제안되었는데, 그 이래로 오늘날에 이르
기까지 사람의 몸이 세포로 이루어져 있다는 것은 이미 많은 사람들
에 의해 입증된 사실이다.

이들 세포들은 육안으로는 볼 수 없고 전자현미경을 통해서만 볼

수 있는데, 그 크기는 약 20~40μm 정도이다. 우리 몸의 피부, 근육, 뼈, 혈관, 지방, 위, 간, 췌장, 소장, 대장, 신장, 심장, 뇌 등은 물론이고 머리카락, 손톱, 발톱도 모두 세포로 이루어져 있다.

그러나 이들 세포들이 그저 아무렇게나 늘어서 있는 것은 아니다. 이들 세포들은 질서 있게 모여 조직과 기관을 만들고 유기적으로 조화를 이루어 하나의 개체인 우리 몸을 구성한다. 우리 몸을 이루고 있는 약 60조 개의 세포는 동일한 목적과 사명을 가지고 한 덩어리가 되어 매일 규칙을 지키며 질서 정연하게 살아가고 있다. 이것이 바로 우리 몸이 건강할 수 있는 이유이다.

이 질서가 깨진 상태가 암이다. 정상 세포는 모두 암세포로 변할 가능성이 있다. 따라서 나이나 성별에 관계없이 우리 몸 어느 곳에서나 암이 발생할 수 있다. 암은 우리 몸을 이루고 있는 60조 개의 세포 가운데 단 1개의 이상 세포로부터 시작되는 세포의 병이다. 정상 세포는 반드시 일정한 질서와 조화를 이루며 수명을 다할 때까지 분열, 증식, 사멸을 되풀이함으로써 우리가 건강을 유지할 수 있도록 해준다.

그러나 암세포는 정상 세포의 성질을 벗어나 사멸하지 않고 무제한 증식함으로써 생명을 위협한다. 이처럼 암세포는 죽지 않고 끊임없이 자라나는 것이 특징이다. 그뿐만 아니라 혈액이나 림프액을 타고 여기저기로 퍼져나가는 능력을 갖고 있다.

이렇듯 무제한 증식하고 전이하는 악성종양을 우리는 총체적으로 암(癌)이라 부른다. 암은 이러한 암세포의 덩어리로 되어 있다. 정상적인 세포의 분열, 증식, 사멸 등은 세포 내 유전자에 의해 조절되는데, 이를 조절하는 중요한 역할을 하는 세포 내 유전자에 이상이 생겨 이들을 통제하지 못할 때 암세포가 발생한다.

암 발생과 관련된 유전자는 암유전자(oncogene), 암 억제 유전자(tumor suppressor gene), DNA 손상 복구 유전자 등 3가지가 있다. 그렇다면 이 3가지 유전자와 암 발생과는 어떤 관계가 있을까?

첫째, 암유전자는 정상적인 상태에서 세포의 성장과 분화에 관여하는데, 돌연변이에 의해 이 암유전자가 활성화되면 발암 과정이 촉진된다.

둘째, 암 억제 유전자는 정상 상태에서 세포의 분열, 증식을 억제하며 세포의 사멸을 유도하는 유전자로서, 돌연변이에 의해 암 억제 유전자가 비활성화되면 암이 발생한다.

정상적인 조직의 성장은 이 두 유전자의 균형 잡힌 조절에 의해 이루어진다. 그런데 이 두 유전자의 균형이 깨질 때, 즉 암유전자의 기능이 강해지거나 암 억제 유전자의 기능이 줄어들게 되면 암이 발생하게 된다.

셋째, DNA가 손상되었을 때 이를 수리하는 유전자가 바로 DNA 손상 복구 유전자이다. 이 유전자가 고장이 나서 손상된 DNA를 수리하지 못할 경우 암이 발생한다.

그렇다면 최초의 암세포는 어떻게 생겨나는 것일까? 이는 돌연변이의 결과에 따른 것으로 생각된다. 사람의 유전자는 총 30억 개의 쌍을 이루는 염기로 구성되어 있다. 우리 인체의 정상 세포는 일생동안 끊임없이 세포분열을 하며 그때마다 30억 쌍이나 되는 DNA 염기 서열(30억 염기쌍)을 똑같이 복제하여 자손 DNA를 만들어낸다.

세포가 분열할 때마다 이렇게 긴 DNA를 복제하다 보면 복제 실수에 의해 우연히 돌연변이 세포가 발생할 수 있다. 우리가 살아 있다는 것은 60조 개의 세포가 세포분열을 거듭하며 자기를 복제하고 있다는 것이다.

이와 같은 자연스런 생명 영위 과정에서 돌연변이 세포는 필연적으로 생기게 마련이다. 즉 정상 세포도 분열 과정에서 유전자 변화를 일으켜 자연적으로 돌연변이 세포가 발생할 수 있다. 또 각종 오염, 공해, 담배 연기, 방사선, 각종 식품 속의 발암물질 등 여러 환경적 요인에 의해 유전자가 손상을 받아 돌연변이 세포가 생길 수도 있다. 이처럼 사람이 평생에 걸쳐 살아가는 동안 생기는 돌연변이들의 결과로 암세포가 탄생한다.

유전자인 DNA가 손상받았을 때 이를 정상으로 회복시키는 유전자가 DNA 손상 복구 유전자이다. 손상받은 유전자를 회복시키는 이 유전자의 기능이 망가지게 되면 유전자에 생긴 상처가 회복되지 않아 결함 세포가 생기게 되고, 이 암세포가 증식함으로써 암으로 진행하게 된다. DNA의 손상은 모든 암에 존재한다. 암은 세포 내 유전자의 질환이다.

암세포는 돌연변이에 의해 새롭게 만들어진 세포이다. 그리고 암은 돌연변이 세포의 유전자가 손상을 받고 이 손상받은 유전자에 변이가 축적되어 생기는 병이다. 이것이 현재까지 밝혀진 암의 발생 원인이지만, 소수 몇몇 암을 제외하고 완치를 기대할 수 있는 암은 없다는 게 현실이다.

완치를 기대할 수 있는 암이 극소수라는 말은, 여전히 암에 대해 모르고 있는 부분이 많다는 말이기도 하다. 즉 암의 근원적 원인을 그 누구도 모른다는 것이다. 암이 발생하는 원인은 밝혀냈지만 냉정하게 생각해보면 암의 원인을 밝혀냈다기보다는 암의 원인을 조금씩 알아가고 있는 과정이 아닐까 싶다.

이제야 우리는 암을 이해하는 데 있어서 하나의 이정표에 도달한 것이다. 그리고 더욱 구체적인 연구로 향하는 길을 연 것이다.

2. 암도 유전될까?

인체의 기능은 우리 몸 세포의 기능을 지배하는 유전자에 의해 결정된다. 우리의 피부 색깔, 얼굴 생김, 성격, 체격은 부모를 닮는다. 또 우리의 수명이 얼마나 될지, 운동을 잘할지 못할지, 질병에 걸릴 가능성이 많은지 등 모든 것이 유전자에 의해 결정된다.

모든 암이 유전되는 것은 아니지만 암 가운데서도 유전되는 암이 있다. 그렇다면 유전성 암이 아닌 경우 대체 유전자에 어떤 문제가 생겨서 암에 걸리는 것일까?

인간의 유전자는 생명체의 탄생과 더불어 기나긴 세월을 지내오는 동안 외부의 스트레스에 효과적으로 적응하기 위해 끊임없이 변이(mutation)함으로써 생명을 계속 유지해왔다. 유전자가 변이를 통해 새로운 환경에 적응하려면 상당한 시간이 필요하다. 우리 인류의 역사는 약 300만 년 정도 된다고 한다. 원래의 유전자는 과거 그 당시의 생활환경에 잘 적응하도록 만들어졌다.

반면에 우리가 살고 있는 현대적인 생활 방식은 불과 30년의 역사밖에 되지 않는다. 우리의 유전자는 이 짧은 기간 동안 급격히 변한 현대의 생활환경에 제대로 적응하지 못했다. 그래서 우리의 유전자는 현대 생활에서 접하는 다양한 스트레스를 감당할 능력을 확보하지 못한 상태이다.

과거에는 없었던 각종 발암물질, 중금속, 식품첨가물, 매연 등은 우리 유전자 자체에 손상을 주어 돌연변이를 일으키기 충분하다. 그러나 돌연변이가 생기더라도 우리의 유전자는 이를 수리해서 원상으로 복구하는 능력도 함께 있으므로 암세포로 진행되는 경우는 매우 드물다.

다만 우리의 유전자가 감당할 수 없을 만큼 잘못된 식습관이나 환경에 장기간 노출되었을 때는 암의 원인이 된다. 수년에 걸친 긴 세월 동안 식생활 및 각종 발암물질 등의 환경 인자가 암과 관련된 여러 유전자들의 유전적 변화를 일으킴으로써 정상 세포를 암세포로 변하게 만든다.

환경적인 요인에 의해 암이 발생하는 경우로는 원폭과 같은 심각한 방사선에 노출되어 발생하는 백혈병이나 폐암, 그리고 흡연에 의해 발생 위험이 현저히 증가하고 있는 구강암, 식도암, 췌장암, 방광암, 폐암 등이 있다.

암은 유전자의 병이지만 환경의 영향도 받는 질병이어서 유전자 이상에 의한 암은 대부분 후천적으로 발생한다. 그러므로 당사자에게만 암을 일으키고 다음 세대로는 유전되지 않는다. 반면에 다음 세대인 자손에게 유전되는 유전성 종양은 선천적인 유전자 이상에 의해 발생하는데, 전체 암 가운데 5% 정도를 차지한다. 따라서 모든 암의 약 5% 정도는 유전되지만, 나머지 95%는 환경적 요소가 크게 작용한다고 볼 수 있다.

유전성 종양의 대표적인 예가 유전성 유방암, 유전성 난소암 그리고 가족성 대장암이다. 즉 유방암, 난소암, 대장암은 가족력이 강한 암이다. 유전성 유방암은 전체 유방암의 5~10%로 유전자 변이에 의해 생기게 되는데, BRCA 1과 BRCA 2 유전자 돌연변이가 주된 원인이다.

이들 유전자에 돌연변이가 생기면 유방암이 발생할 가능성이 60~80%에 이른다. 또 발병 시기도 빠르고 양쪽 유방에 암이 발생할 확률도 높아진다. 난소암의 발병 확률도 20~30%로 높아지고 최대 60%까지 높이는 것으로 알려져 있다.

그러나 모든 유방암 환자가 BRCA 유전자 돌연변이 검사를 받을 필요는 없다. 다만 어머니나 자매 중에 유방암 환자가 있다면 혈액검사를 통해 이 유전자의 돌연변이 여부를 확인하는 게 좋다.

그렇다면 유전자 돌연변이가 확인된 환자는 유방암 발생 확률이 높다는 이유로 유방암을 예방하기 위해 유방을 절제해야 할까?

외국의 경우 유전성 유방암의 암 발병률을 낮추기 위해 양쪽 유방을 모두 절제한 환자들이 있지만, 그렇다고 해서 절제 수술을 받은 이들에게 암을 전혀 염려할 필요가 없다고 말할 수는 없다. 한마디로 유방암을 예방하기 위해 멀쩡한 유방을 절제하는 것은 의학적으로 바람직하지 않다는 말이다. 왜냐하면 수술을 해도 유방암을 완전히 예방할 수는 없기 때문이다.

그리고 아직 암이 생긴 것도 아닌데 유전자 확률만으로 여성의 성 정체성과 관련된 중요한 신체 일부인 유방을 절제한다면, 이는 곧 그들의 삶의 질을 떨어뜨릴 수도 있다. 따라서 전문의와 상의하고 일정한 간격으로 유방 X선 촬영과 초음파검사 등을 철저히 하는 편이 더욱 이롭다. 더구나 유방암은 초기에만 발견하면 완치 가능성도 매우 높다.

유전자 돌연변이는 성별과 무관하여 남자도 예외는 아니다. 남자도 BRCA 돌연변이로 인해 전립선암에 걸릴 위험이 점차 높아지고 있으므로 가족 중 유방암에 걸린 환자가 있다면 주기적으로 검진을 받는 것이 좋다.

또한 유전적인 암인 경우 유전인자가 발암인자일 확률이 크다. 즉 어머니가 유방암이면 그 딸도 유방암에 걸릴 가능성이 높다. 또 위암이나 대장암이 젊은 나이에 발생할 경우 동일한 암이 직계가족에 유전될 위험이 일반인에 비해 훨씬 높다.

50세 이전에 발병한 위암 환자가 직계가족 가운데 3명 이상 나타날 경우는 유전의 가능성이 있으므로 반드시 전문가와 상의하는 것이 좋다. 또 부모 중 한 사람이 위암에 걸리면 자녀들은 그렇지 않은 사람에 비해 3배 정도 위암에 걸릴 가능성이 높다.

동일한 암이 직계가족에 유전될 위험이 있는 유전성 암인 경우에는 이를 예방하기 위해서 유전자검사를 통해 암유전자의 유무를 확인하면 된다. 가족성 용종이 의심되는 환자에게서 암유전자를 물려받았다는 것이 확인될 경우, 대장 내시경을 통해 용종이 발견되면 내시경으로 용종을 제거하거나 때로는 대장을 절제하면 된다.

암 가운데 유전되는 암은 전체 암의 5%로 얼마 되지 않지만, 여러 명의 암 환자가 한 가족한테서 발생하는 경우 유전적인 요인이 원인이 될 수 있으므로 유전 상담을 받는 것이 좋다.

3. 여러 개의 유전자 이상이 암세포를 만든다

암유전자가 한 개만 이상이 생겨도 암이 발생할 수 있을까? 결론적으로 말하면 그렇지 않다. 한 개의 암유전자 또는 한 개의 암 억제 유전자가 변화한다고 해서 단독으로 암이 생기는 것은 아니다. 정상 세포가 암세포로 되기 위해서는 여러 개의 유전자 이상이 필요하다.

세포는 우리 몸을 구성하는 가장 작은 기본단위이며 이들 세포가 모여서 우리 몸을 구성한다. 성인이 되면 몸속에 약 60조 개의 세포가 만들어지며, 이들 정상 세포는 자신의 유전 정보와 주위 세포의 조절을 받으면서 조화로운 사멸과 증식을 해나간다.

암은 정상 세포 1개가 어떤 원인에 의해 이 같은 조절을 받지 않는 암세포로 변함으로써 발생되는 세포의 병이다. 현대 의학은 정상 세포가 어떻게 암세포로 변하는지 그 원인을 명확하게 밝혀내지 못하고 있으나, 최근 분자 수준에서 생명체의 기원을 이해하고자 하는 분자생물학의 발전에 힘입어 차츰 규명되고 있다. 여기서 규명된 것 가운데 하나가 유전자에 이상이 생김으로써 정상 세포가 암세포로 변한다는 사실이다.

사람의 모든 정상 세포는 정지 상태에 있다가 분화나 분열을 일생 동안 되풀이하는 가운데 필요가 없어지면 사멸(세포자살)하는 것이 운명이다. 이처럼 질서 있는 세포분열을 하도록 지령을 보내는 것이 유전자이다. 말하자면 유전자는 세포의 관제탑과 같은 것이다.

암과 관련된 유전자들은 대부분 정상적으로 세포의 분화, 분열, 사멸(죽음) 등의 조절에 매우 중요한 역할을 하는 유전자 군들이다. 그리고 이들 유전자에 돌연변이가 생길 때 암이 발생한다. 정상적인 조직의 성장은 세포의 증식을 적절히 조절하는 암유전자와 세포의 무분별한 성장을 억제하는 암 억제 유전자가 서로 균형을 이루고 있는 상태라 할 수 있다.

그런데 이 두 가지 유전자 가운데 어느 한쪽에 이상이 생기면 두 유전자의 균형이 깨짐으로써 정상적인 세포 성장에서 벗어나 암이 발생하게 된다. 이러한 유전자의 이상을 흔히 자동차의 가속페달과 브레이크페달에 비유하기도 한다. 암유전자는 가속페달로, 암 억제 유전자는 브레이크페달로 각각 비유한다.

예컨대 자동차의 가속페달과 브레이크페달의 기능에 이상이 생기면 속도 조절이 되지 않아 교통사고가 일어나는 것처럼 암이 발생한다는 것이다. 특히 암 억제 유전자가 제 기능을 하지 못해 일부 조직이 지나친 성장을 함으로써 형성된 이상 세포의 집단이 바로 암이다.

정상 세포가 암세포로 변형된 다음 분열할 때는 이 암세포의 특성이 계속 다음 세대의 세포로 이어져 같은 특성을 갖는 암세포가 늘어나게 된다. 암세포의 특성이 다음 세대의 세포로 이어진다는 것은 암이 유전자의 변화에 의해 나타났음을 의미하는 것으로, 암도 유전자의 이상에 의해 생기는 세포 내 유전자의 병임을 암시해준다.

우리 몸에는 100여 개의 암유전자와 50여 개의 암 억제 유전자가 있다. 암유전자나 암 억제 유전자는 세포의 정상 활동에 꼭 필요한 것으로 누구나 다 가지고 있다.

암유전자는 그 명칭과 달리 세포에서 암을 유발시키기 위해 존재하는 유전자가 아니며, 이들의 기능이 증폭되거나 돌연변이에 의해 활성화되면 정상 세포를 암세포로 변형시킨다. 암 억제 유전자 역시 정상 세포가 정상으로 존재하기 위해 꼭 필요한 유전자이다. 하지만 어떤 이유로 기능이 상실되면 일부 조직이 지나친 성장을 하게 되어 암이 발생하게 된다.

우리 인체의 세포핵 내에는 유전자가 들어 있다. 이 유전자의 물질적 실체는 DNA(deoxyribonucleic acid)이다. 그렇다면 한 개의 암유전자만 활성화되어도 암이 발생하는 것일까?

동물실험에서 보면 정상 세포가 암세포로 변하기 위해서는 다단계의 발암 과정이 필요하며 적어도 두 개 이상 암유전자의 활성화가 필요하다. 실제로 우리 몸의 암은 암유전자와 함께 암 억제 유전자의 이상이 함께 발견되고 있다.

정상 세포가 암세포로 변형되기 위해서는 유전자의 변화가 필수적이다. 한 개의 암유전자 또는 암 억제 유전자의 변화가 단독으로 암을 유발시키는 것은 아니다. 수년에 걸친 긴 세월 동안 식생활 및 각종 발암물질 등의 환경 인자에 의해 암과 관련된 10개 이상의 유전자들이 유전적 변화를 일으킴으로써 정상 세포가 암세포로 변화하는 것이다. 이처럼 암은 유전자의 단독 변화로 유발되는 것이 아니며 환경요인이 함께 관여할 때 발생한다.

DNA 분석을 해보면 암은 하나가 아닌 여러 유전자들의 지속적인 손상에 의해 발생한다. 또한 유전자 분석을 해보면 같은 유방암이더라도 각기 다른 수십 종의 암유전자 가운데 돌연변이를 일으킨 암유전자는 서로 다른 조합으로 이루어져 있어 유전적 다양성을 보여주고 있다.

따라서 유방암이라 해도 유전자의 조합을 보면 공통점이 전혀 없는 각기 다른 유방암이라 할 수 있다. 다시 말하면 같은 유방암이라고 하더라도 각기 다른 유전자 변이에 의해 발생한 전혀 다른 암인 것이다. 같은 장기에서 생긴 암이라 하더라도 모두 똑같지 않다는 말이다. 극단적으로 말하면 환자 수만큼이나 각기 다른 암이 존재한다고 볼 수 있다.

또한 암은 우리가 예측하는 것보다 훨씬 복잡한 원인에 의해 발생한다. 앞으로 유전자 연구를 통해 서로 다른 암이 각 환자들에게 어떻게 발병하는가를 밝혀낸다면 암 치료에 대해 더욱 논리적으로 접근함으로써 맞춤 치료도 가능해지리라 생각된다.

따라서 항암제에 반응하는 환자와 그렇지 않은 환자를 구별할 수 있을 것이다. 나아가 새로운 지식을 치료에 응용한다면 환자마다 치료법을 차별화함으로써 치료 효과를 훨씬 더 높일 수 있을 것이다. 암이야말로 맞춤형 치료가 가장 필요한 질병이다.

4. 하나의 암세포가 탄생하는 과정

하나의 암세포가 생겨나기까지 어떠한 과정을 거치게 될까? 정상 세포가 암세포로 변하는 데 걸리는 기간은 장기에 따라 차이는 있으나, 이를 제대로 이해하기 위해서는 정상 세포가 암세포로 전환되는 발암 과정을 이해할 필요가 있다.

발암 과정은 개시, 촉진, 진행의 3단계 과정을 거쳐 진행된다. 여기서 말하는 발암 개시 단계란 발암물질이 DNA와 반응하여 유전자

변이를 초래하는 비가역적 과정을 말한다. 비교적 짧은 순간에 일어나며 길어야 1~2일 정도이다. 암 개시화된 세포는 발암 촉진제에 노출되어야만 암세포가 될 수 있는 잠재력을 갖는다.

발암 촉진 단계는 암 개시화된 세포가 발암 촉진제에 의해 유전자 표현형이 변화되어 전암(前癌) 세포가 발현되는 단계이다. 대체로 10년 이상에 걸쳐 서서히 진행된다. 이 단계는 암 개시화된 세포 수를 늘려 전암 병변으로 갈 수 있도록 하는 데 그 중요성이 있다.

전암 병변은 정상 세포도 아니고 암세포도 아닌 이행 단계의 세포이다. 즉 전암 세포가 출현하는 것을 말하며 이형성(dysplasia), 상피내 암(CIS, carcinoma in situ) 등으로 불린다.

전암 세포는 어느 때는 암으로 진행하고 또 어느 때는 암으로 진행되지 못하고 자연적으로 낫는 경우가 있는데, 이는 원인이 제거되면 암 개시화 세포 상태로 되돌아갈 수 있는 가역적인 단계에 있기 때문이다. 세포 자신도 신체 조건에 따라 암으로 진행할지 또는 개시화 세포로 되돌아갈지 망설이는 불안정한 상태로, 이 시기는 제법 길다.

이처럼 발암 개시화된 세포는 긴 잠복기를 거쳐 전암 세포가 되는데, 이 전암 세포가 곧바로 증상을 나타내는 임상적인 암이 되는 것은 아니다. 전암 세포가 분열과 증식을 되풀이하면서 길고 긴 단계적 변화가 누적되어야 비로소 암세포 1개가 탄생한다.

암은 이처럼 하나의 암세포로부터 발생하는데, 한 개의 암세포가 세포분열을 계속하여 약 10억 개의 세포가 되어야만 직경 1cm, 무게 1g 정도의 암 덩어리가 된다. 이때 비로소 임상적으로 암 진단이 가능해진다.

그렇다면 암으로 진단되기까지는 어느 정도의 시간이 필요할까? 암세포가 어느 순간에 탄생하는지는 알 수 없으나, 암 진단 시점으로부터 역으로 계산하여 암세포 1개가 생긴 시점을 추정할 수는 있다. 또한 암의 성장 속도를 정확히 측정하기는 어려우나, 암의 크기가 2배로 증가하는 데 걸리는 시간, 즉 이배화 기간은 암의 종류에 따라 일정하다고 알려져 있다.

한 개의 암세포가 분열을 일으켜 2개가 되고, 이것이 다시 분열하여 4, 8, 16개처럼 지수 성장을 하면서 기하급수적으로 증식하여 종괴의 크기가 2배로 증가하게 된다. 한 개의 암세포가 30번 분열하면 그 수가 10^9(10억)개가 되며 직경 1cm, 무게 1g의 암 덩어리가 된다. 이때 비로소 진찰을 통해서나 방사선검사를 통해 진단이 가능하다.

만일 이배화 기간이 100일인 암이 있다면, 1개의 암세포가 탄생한 것은 과연 언제일까?

이배화 기간이 100일이라는 말은 1개의 암세포가 분열하여 2배로 되는 데 걸리는 기간이 100일이라는 말이다. 암이 진단 가능한 크기인 직경 1cm, 무게 1g의 암이 되려면 한 개의 암세포가 30번을 분열해야 한다. 한 번 분열하는 데 100일이 걸리므로 100일×30=3000일이

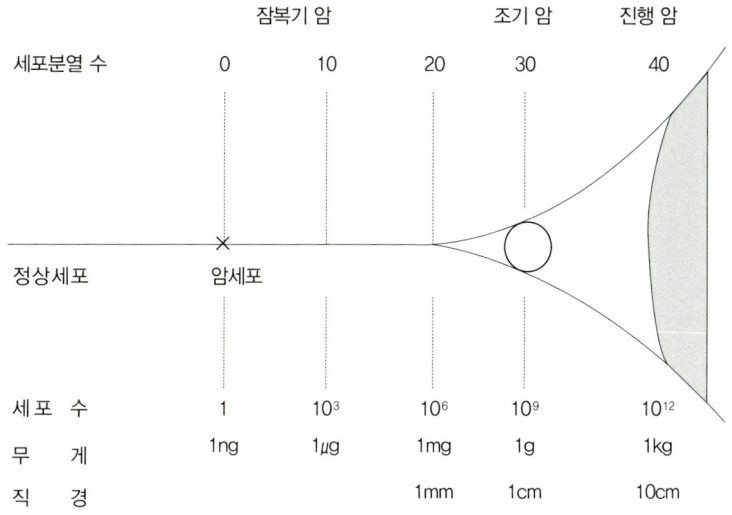

암세포의 증식과 성장

	잠복기 암			조기 암	진행 암
세포분열 수	0	10	20	30	40
정상세포	암세포				
세 포 수	1	10^3	10^6	10^9	10^{12}
무 게	1ng	1μg	1mg	1g	1kg
직 경			1mm	1cm	10cm

되는 셈이다. 따라서 약 8년 2개월 전에 1개의 암세포가 탄생했음을 알 수 있다.

암 진단이 가능한 크기인 1cm로 증식되기까지가 모두 암의 잠복기이며, 정상 세포가 발암 개시화된 세포를 거쳐 전암 세포로 되는데 약 10년, 그 후 암세포가 탄생하기까지 수년이 더 걸린다. 이 암세포가 증식하여 진단 가능한 크기인 1cm가 되기까지는 5~10년이 더 소요된다.

따라서 20~30년 전부터 이미 암 환자의 몸에서 암화 과정이 진행되었다고 볼 수 있다. 그러나 이 정도 크기로는 거의 대부분에서 증상을 일으키지 않고 암이 더 커지거나 주위 조직을 침범했을 때에야 증상이 나타나게 된다. 이때 비로소 병원을 찾게 되고 암으로 진단을 받는 경우가 대부분이다.

하나의 암세포가 생겨난 후 운 좋게 암 덩어리 크기가 1cm일 때 발견했다고 하더라도 하나의 암세포가 생긴 이래로 약 10여 년이 걸린 셈이다.

이러한 사실로 미루어볼 때 누구에게나 암세포가 생기는 것은 불가피하다. 매우 빠른 속도로 증가하고 있는 암 환자의 발병률을 보면서 누구나 암 환자가 될 수 있고, 암이라는 질병이 더 이상 나와는 무관한 일이 아니라는 것을 알아야 한다. 물론 모두가 암에 걸리는 것은 아니다. 하지만 여기에 숨어 있는 비밀을 알아두면 좋을 것이다.

5. 암, 피할 수 없을까?

이제 우리 몸에 암세포가 생기는 것은 불가피하다는 것을 알았을 것이다. 그런데 바로 여기에 중요한 사실이 하나 있다. 그것은 모두가 암에 걸리는 것은 아니라는 사실이다. 그렇다면 정말로 암으로부터 안전한 사람이 있을까? 과연 암으로부터 나 자신을 보호할 수 있을까? 암을 피할 수 있는가의 여부는 우리 모두에게 깊은 관심사이다. 그리고 다행스럽게도 암은 개인차가 있으나 얼마든지 예방이 가능하다.

건강을 유지하려면 세포 속 유전자의 기능을 잘 보존해야 한다. 암도 유전자가 이상을 일으켜서 생기는 것이기 때문이다. 하나의 정상 세포가 분열 과정에서 유전자 변화를 일으켜 악성화되어 암세포가 되었다 하더라도 임상적으로 암이 발병하기까지는 10~20년의 세월이 더 걸린다.

즉 발암물질은 10~20년간 지속적으로 유전자에 손상을 주며 잠복해 있다가 암을 유발시킨다. 따라서 어려서부터 잠재적 발암 요인을 적극적으로 피한다면 암을 어느 정도 예방할 수 있다. 젊었을 때부터 유전자를 보호하는 생활습관과 유전자에 해를 주지 않는 생활이 암을 예방하는 지름길이다.

성장하면서 본인도 모르는 사이에 얼마나 발암물질에 노출되었는지, 발암물질을 해독시키는 식생활을 얼마나 지켰는지, 발암물질을 해독하는 간 기능은 어떠한지, 체질적으로 발암 요인에 얼마나 저항력을 지닌 유전자를 갖고 있는지 등에 따라 암 발생에 개인차가 나타난다. 결국 정상 유전자가 이들 발암물질에 지속적으로 노출되면 발암물질이 염색체에 달라붙어 유전자가 변이를 일으키고 따라서 암도 발생하게 된다.

다시 한 번 암 발생 기전을 정리해보면 음식, 흡연, 발암물질, 염증 등 여러 가지 자극이 정상 유전자에 영향을 줌으로써 지속적으로 유전자가 손상을 받고, 상처받은 유전자가 복구되지 않을 때 암이 발생하게 된다. 이것을 뒷받침해주는 근거를 한번 살펴보자.

첫째, 음식과 암과의 관계이다. 맵고 짜게 먹는 우리나라 사람들은 위암이 많고, 고지방 음식을 먹고 운동량이 적은 서구의 미국 사람들은 유방암, 대장암이 많이 나타난다.

우리나라도 식습관이 서구화됨에 따라 암 발생이 그들과 닮아가는 추세에 있다. 우리나라 사람들에게 가장 흔했던 위암은 줄어들고 예전에는 많지 않았던 유방암, 대장암 환자가 늘고 있다. 그 이유 중 하나가 음식물 내에 식이섬유가 부족한 서구식 식생활로 바뀐 점을 꼽을 수 있다. 육식을 주로 하는 서양인들은 섬유소가 부족해 변비를 초래하고 장내 발암물질을 흡착하여 변으로 배설시키는 능력이 감소하여 대장암이 발생하는 것으로 여겨지고 있다.

둘째, 발암성 식품의 장기간 섭취, 즉 훈제한 식품, 방부제와 같은 식품첨가물, 인공감미료, 아주 짜게 절인 음식 등이 암을 유발할 확률이 높다. 지금까지 알려진 바로는 하루 5번씩 신선한 채소와 과일을 꾸준히 먹는다면 일반적으로 암 발생 위험을 20% 이상 저하시킬 수 있다고 한다.

셋째, 담배 속의 각종 발암물질이 폐암을 비롯해 구강, 식도, 췌장, 방광암 등을 일으킨다. 이에 따르면 유전자 자체만으로는 암을 일으키기 어렵고, 유전자가 감당할 수 없는 각종 발암물질에 의해 유전자가 손상받고 이 상처가 누적될 때 암이 발생된다고 할 수 있다.

유전자가 화약이라면 이들 발암물질은 도화선 역할을 한다. 따라서 유전자에 손상을 주는 발암물질을 피하는 방법이 암 발생을 줄여주는 하나의 방법이 될 수 있겠다. 그래서 중요한 것이 식생활이다. 우리에게는 식습관의 일대 혁신이 무엇보다 필요하다.

물론 발암물질이 바로 암을 일으키는 것은 아니고 수십 년에 걸쳐 정상 세포가 암세포로 변하는 다단계 과정을 거쳐 암이 발생하므로 너무 민감하게 받아들일 필요는 없다.

그러나 발암물질에 반복적으로 노출되는 것은 피해야 한다. 왜냐하면 유전자가 손상받는 것을 줄임으로써 암을 예방하거나 암 발생을 어느 정도 늦출 수 있기 때문이다.

지금까지의 연구 결과를 보더라도 암은 예방 가능한 질병이다. 암은 유전 인자, 연령, 식생활, 운동 여부, 흡연, 발암물질에의 노출 정도 등 다양한 요소의 상호작용으로 유발되는 복잡한 질병이므로 일상 생활에서 암의 원인이 될 만한 것을 미리 제거한다면 얼마든지 예방이 가능하다.

평소 금연하고 저지방이면서 현미 자연식과 채식 위주의 식이요법에 좀 더 신경을 쓰고, 규칙적인 운동, 적절한 체중 유지와 발암물질에 노출되지 않도록 조금만 신경쓴다면 암은 누구나 피할 수 있다.

6. 침묵해서
더 무서운 암

보통 질병에 걸리면 발열, 통증, 출혈 등 여러 가지 증상이 나타난다. 이러한 증상은 우리 몸이 병에 걸렸다고 알려주는 일종의 경고 신호이다.

그런데 암은 원래 정상 세포였던 것이 어떤 원인에 의해 변화하여 악성화된 것이므로 암세포가 되었다 하더라도 이상이 있다는 경고 신호를 보낼 수 없어 조기에는 특이한 증상을 나타내지 않는 것이 보통이다.

또한 암세포도 몸속 세포 가운데 하나이므로 암이 자라면서 주위 조직을 침범하거나 전이를 일으켜 인체 기능에 장애를 초래하기 전까지는 환자 스스로 자각하기가 힘들다. 따라서 암 초기에는 환자 자신이 이를 인식할 수 있는 자각 증세가 없다.

암의 증상은 발생 부위에 따라 다르게 나타나는데 초기에는 이렇다 할 증상이 없는 것이 보통이고, 암이 진행되었을 때에야 비로소 나타난다. 암 치료가 힘든 이유는 이처럼 초기에 아무런 증상도 유발하지 않기 때문이다. 따라서 제대로 진단되지 못해 제거할 수단도 찾기가 힘들다.

가장 흔한 증상은 몸에서 만져지는 딱딱한 몽우리이다. 유방암은 유방 피부 밑에서, 위암은 명치 밑에서, 간암은 오른쪽 갈비뼈 밑에서 덩어리를 만질 수 있다.

그다음으로 나타나는 흔한 증상은 주위 조직을 침범한 결과, 주변의 조직이 파괴되고 속이 비어 있는 장기의 경우 내강이 좁아져 음식물을 통과시키지 못하는 통과 장애의 증상이다.

좁은 길목을 자동차가 막고 있으면 통행에 지장을 초래하는 것처럼 암이 생기면 통과 장애로 인한 증상이 나타나게 마련이다. 식도에 암이 생기면 음식물을 삼키기 어렵고 가슴이 차오르는 듯한 느낌이 든다. 위암이 진행되면 음식물이 위에 차 위가 확장되고 구토가 생기며 음식물을 삼키기가 어려워지고 배에 몽우리가 만져지기도 한다. 대장암이 진행되면 장이 막혀 배가 부풀어 오르고 팽팽해지며 변비와 복통이 온다.

암의 성장이 빠르게 진행되면 암세포에 영양을 공급하는 보급로인 혈관이 새로이 생기게 되는데, 혈관의 생성이 암의 성장을 따라가지 못해 혈관 일부가 괴사하기에 이른다. 그러면 그 부분이 헐게 되어 출혈을 일으키게 된다. 위암의 토혈, 폐암의 피 섞인 가래, 직장암의 혈변, 방광암의 혈뇨 등이 모두 그러한 출혈 증상이다.

그러나 이러한 자각 증상이 있다 해서 모두가 암은 아니다. 이러한 증상들은 암 이외의 다른 질환에서 오히려 더 자주 볼 수 있다.

그 밖에 식욕이 떨어지고, 살이 빠지며, 빈혈 증상이 생기는 등 심각한 영양실조 증상이 나타나기도 한다. 또한 암세포가 혈액이나 림프액을 따라 다른 장기로 전이하여 거기에서 새로 증식을 시작함으로써 발생하는 증상들도 있다.

유방암이나 전립선암이 뼈로 전이를 일으켜 통증을 유발하거나, 위암이나 대장암이 간으로 전이하여 그 부분이 만져질 만큼 단단하게 커지거나, 폐암이 뇌로 전이하여 두통, 구토, 마비 증상을 보이기도 한다.

이처럼 전이를 일으켰을 때 나타나는 증상이 원발암(primary tumor)이 나타내는 증상보다 먼저 나타나기도 하는데, 진단해보면 이미 진행 암(advanced cancer)으로 발견되는 경우가 흔하다.

암은 초기에는 아무런 증상이 없으며 대부분 진행되었을 때 그 증상이 나타나기 시작한다. 하지만 증상이 다양하며 암의 진행 정도와 환자가 느끼는 자각 증세가 일치하지 않는 게 특징이다. 따라서 자각 증세만으로 섣불리 암을 진단해서는 안 된다.

7. 손으로 만져지는 혹은 모두 암일까?

우리 몸에 혹이 생긴다는 것은 수많은 세포들이 제멋대로 자라 덩어리를 이루고 있다는 뜻이다. 이 혹을 의학적으로는 '종양'이라 부르며, 제멋대로 증식하는 병적 세포들의 집단을 일컫기도 한다.

의학적으로 종양이라고 불리는 이 병은 우리 인체의 통제를 받지 않고 무제한 증식하는 세포의 병이라고 할 수 있다. 종양이라는 말은 새로운 성장(발육)을 뜻하며, 세포들이 자율적으로 증가함으로써 조직이 과잉 성장한다는 특징이 있다.

따라서 신체의 어느 한 부분에 혹이 생겼다는 것은 그 부위의 세포 수가 병적으로 증가했다는 것을 뜻한다. 종양 세포의 종류에 따라 어떤 혹은 종양 세포의 수가 서서히 증가함에 따라 성장 속도가 느린 것도 있고, 어떤 혹은 종양 세포가 매우 빠르게 증식하면서 성장 속도가 빠르게 나타나는 것도 있다. 또 어떤 혹은 신체 표면에 생겨 쉽게 만져지거나 볼 수가 있지만, 어떤 혹은 전혀 볼 수 없는 신체 깊은 곳에서 발생하기도 한다.

한편 혹은 그것을 몸에 지니고 있더라도 그 사람에게 나쁜 영향을 끼치지 않는 좋은 혹과 생명을 위협할 수 있는 나쁜 혹에 이르기까지 서로 다른 예후를 가진 많은 종류의 혹들이 있다. 따라서 신체에 발생한 종양이라고 하더라도 저마다 환자에게 미치는 영향은 서로 다를 수 있다. 혹이라고 부르는 종양은 우리 몸 어느 장기에서든 발생할 수 있다.

종양은 일반적으로 양성과 악성으로 분류하며 악성종양을 가리켜 암이라고 한다. 반면에 양성종양은 암이 아니며 자라기는 하나 무한

특징	양성종양	악성종양
성장 속도	자라는 속도가 느리다	자라는 속도가 빠르다
분화도	좋다	나쁘다
조직의 파괴	주변 조직을 침투하지 않는다	주변 조직을 파괴하면서 성장한다
재발과 전이	전이하지 않고 수술로 제거 및 치유가 가능하다	전이가 흔하며 재발률도 높다
혈관 침범	없다	흔하다
개체에 대한 영향	인체에 해가 없다	생명을 위협하며 대부분 수술, 항암요법, 방사선요법의 치료가 필요하다

정 자라지도 않고 다른 곳으로 퍼지지도 않아 수술로 쉽게 제거할 수 있다.

양성종양과 악성종양의 구별은 대단히 중요하다. 왜냐하면 치료나 예후가 너무도 다르기 때문이다. 양성종양과 악성종양(암)의 감별에는 많은 지표가 사용되지만 전형적인 특징은 위의 표와 같다.

그러나 양성이냐 악성이냐를 판단하는 최종적인 방법은 혹에서 조직을 떼어내 검사하는 병리조직검사이다. 이 조직검사를 통해 정상적인 조직인지, 단순 염증인지, 양성 또는 악성종양인지를 구분할 수 있다.

비정상적인 혹인 양성종양은 누구에게나 생길 수 있으므로 건강검진을 해보면 크든 작든 양성종양이 흔히 발견된다. 더구나 초음파 검사가 보편화되다 보니 덩어리를 발견하는 것은 이제 하나도 이상할 것이 없다.

그럼에도 검진하는 과정에서 종양이 발견되면 사람들은 으레 걱정부터 하게 마련이다. 우연히 양성종양이 발견됐다면 그 의미가 무엇이고, 암일 가능성은 얼마나 되며, 반드시 치료해야 하는지, 혹시 이 덩어리가 암으로 바뀌는 것은 아닌지, 암의 여부를 알기 위해 추가로 검사를 해야 하는지 등 의문이 꼬리에 꼬리를 물고 이어진다.

대부분의 양성종양은 증상이 없고 인체에 해가 없기 때문에 제거할 필요가 없다. 그러나 몇몇 경우에는 제거해야 한다. 양성종양은 우리 몸에 생기는 혹 가운데서도 악성 이외의 모든 혹을 말한다.

양성종양은 신체 어느 부위에서도 생길 수 있으며, 근육에 생기면 근종, 선(腺) 조직에 생기면 선종, 점막 조직에 생기면 용종이라고 부른다. 용종은 입에서부터 항문에 이르기까지 모든 소화기관에 생길 수 있다.

그 밖에도 낭종, 지방종, 혈관종, 자궁근종 등이 있다. 낭종은 물혹이라고도 하는데 암으로 바뀌지는 않는다. 갑상선, 유방, 간, 신장, 췌장, 난소 등에 잘 생기며 인체에 전혀 해롭지 않다. 지방종은 지방으로 된 혹으로, 피부에서 흔히 발견된다. 혈관종은 혈관으로 이루어져 피부 표면에서 속이 빨갛게 또는 파랗게 드러나 보이는 양성 혹이다.

하지만 반드시 제거해야 하는 양성종양도 있다. 담낭의 양성 질환으로는 담석과 용종이 있다. 담석은 성분에 따라 콜레스테롤 담석,

갈색석, 흑색석 3가지로 나뉜다.

콜레스테롤 담석은 비만인 사람이나 여성(특히 아이를 많이 난 여성) 한테서 발생 빈도가 높다. 갈색석은 담도가 세균에 감염돼 담즙이 역류할 때 잘 생긴다. 흑색석은 간경화 등 만성 간질환 환자한테서 잘 생긴다. 콜레스테롤 담석은 주로 담낭 내에서, 갈색석은 담도에서, 흑색석은 담낭 내에서 생기는 것이 특징이다.

담석은 일반적으로 남자보다 여자가 더 많이 발생하는데, 진행 속도가 느려서 대부분 모르고 지나치는 경우가 많다. 담석은 특별한 증상을 일으키지 않으면 그냥 두어도 된다. 그러나 통증 같은 증상이 나타나면 수술하도록 하고, 증상이 없더라도 암으로 변할 가능성이 있는 경우에는 수술을 한다.

증상은 없지만 담석이 3cm 이상으로 커진 경우, 전에 없던 증상이 나타난 경우, 담낭 벽이 두꺼워진 경우, 담낭 벽이 굳는(석회화) 경우, 담낭 용종이 함께 있는 경우는 수술을 권한다. 담석은 초음파검사로 진단이 가능하나 용종은 초음파로 암을 감별하기가 어렵다. 게다가 담낭은 복부 깊숙이 위치해 있는 탓에 조직검사가 어려워 용종과 암을 구별하기가 쉽지 않다.

따라서 수술로 담낭을 절제하여 조직검사를 시행하기 전까지는 확실한 진단이 어려워 담낭 용종을 제거하기 위해 담낭을 떼어낼 것인가에 대한 여부를 두고 수술을 고민하는 경우가 많다. 따라서 예방적 차원에서 절제를 하기도 하는데, 이때 가장 고려하는 점이 악성으로 바뀔 가능성이다.

용종은 악성으로 바뀔 가능성이 크면 제거해야 한다. 악성으로 변할 가능성이 있는 가장 중요한 위험 인자는 담낭 용종의 크기이다. 보통 담낭 용종의 크기가 1cm 이상이면 악성이 될 가능성이 높기 때문에 반드시 제거해야 한다.

그 밖에 50세가 넘어서 발견된 용종, 추적 관찰 중 담낭 용종의 크기가 커지거나 담석이 동반된 경우에는 수술을 권한다. 크기가 작은 담낭 용종라 해도 악성으로 진행되는 경우가 종종 있으므로 장기간 추적 관찰을 해야 한다. 처음 1년간은 3~6개월 간격으로, 그 이후에는 1년에 1회 초음파검사로 추적 관찰을 한다.

췌장도 복강 깊숙한 후복강에 위치해 있어 초음파검사만으로는 양성과 악성의 구별이 힘들다. 일반적으로 크기가 작아도 추적 검사상 계속 커지거나 크기가 2cm 이상인 경우에는 수술을 권한다.

유방에 혹이나 덩어리, 멍울이 있다 하더라도 반드시 암은 아니며 80% 이상은 낭종이나 섬유선종 같은 양성인 경우가 많다. 암인 경우에는 아프지 않고 딱딱한 덩어리로 만져진다. 유방 촬영술이나 초음파로 양성과 악성의 구별이 가능하며, 의심이 되면 세침검사(가는 주사침을 찔러 간편하게 유방 조직을 채취하는 것)를 통해 손쉽게 진단할 수도 있다.

한편 최근에는 초음파로 갑상선암을 발견해내기도 한다. 초음파 진단기의 발달로 심지어 2mm 크기의 덩어리도 알아낼 수 있게 되었는데, 앞으로는 더욱 많은 암을 진단할 수 있으리라 기대한다.

갑상선이 부분적으로 커져서 혹 또는 덩어리를 만드는 것을 갑상선 결절 혹은 갑상선 종양이라고 한다. 대부분의 악성종양이 암인 데 반해 갑상선에서 발견되는 혹은 대체로 건강에 아무런 해가 없는 양성종양이다.

과거의 통계에 따르면, 40대 건강한 사람의 갑상선을 검사한 결과 절반 이상에서 결절이 발견되었고, 1cm 이상의 갑상선 결절 가운데 암으로 의심되는 경우는 5% 미만이었다. 이 말은 전체 인구의 5%가량, 즉 10만 명 가운데 5천 명이 갑상선 암으로 의심된다는 이야기이다.

그런데 실제로 암으로 판명된 경우는 남자의 경우 10만 명당 1~2명, 여자의 경우 3~4명에 불과했다. 이것은 무엇을 뜻할까? 40대 이후의 거의 모든 사람이 갑상선 결절을 갖고 있지만 대부분은 해롭지 않고 암으로도 발전하지 않는다는 말이다.

따라서 초음파검사상 암으로 의심되지 않는 경우 굳이 추가 검사를 할 필요는 없고 크기가 커지는지만 지켜보면 된다. 그러다 초음파검사로 암일 가능성이 높은 혹이 발견되면 선별해서 세포흡인검사를 하면 된다.

그렇다면 어떤 경우에 추가 검사, 즉 세포흡인검사가 필요할까? 결절이 매우 크거나 최근 몇 주에서 몇 개월 사이에 빠르게 커진 경우, 경계가 뚜렷하지 않고 주변으로 퍼져나가는 듯한 결절, 미세한 석회 침착이 보이는 경우에는 세포흡인검사가 필요하다.

이렇게 해서 얻은 세포들은 병리조직검사실에서 염색을 한 후 현미경으로 검사하여 5단계로 판정한다. 즉 정상, 조금 이상, 비정상 세포, 암 의심, 확실한 암으로 구분한다. 이 가운데 암으로 의심되거나 암이 확실한 경우에는 치료에 들어가게 된다.

그런데 간혹 세침검사로도 암인지 아닌지 구별이 안 되는 경우가 있다. 이런 경우에는 어떻게 해야 할까? 추적 검사를 하면서 관찰하는 것이 원칙이다. 6개월이나 1년 뒤에 초음파검사를 다시 해서 크기가 확실하게 커지지 않았다면 그냥 지켜보는 것이 좋다. 만일 이전보다 20% 이상 크게 자라났거나, 급속히 자라난 경우에는 세침검사를 다시 해보는 게 좋다.

위에서 대장까지의 소화기관은 선상피(glandular epithelium)세포로 이루어져 있는데, 이 선세포로부터 분비 기능을 수행하는 외분비선의 상피세포가 암화된 것이 선암(腺癌, adenoma)이다.

선 조직에 생기는 선종은 대장암의 전구 질환으로서 대장암으로 변할 가능성이 있으므로 제거해야 한다. 대장 내시경검사로 발견되는 선종성 용종은 바로 제거하고 나서 다시 조직검사를 해봐야 한다.

선종에서 암으로 진행되는 데 걸리는 시간은 대략 10~15년이 걸린다고 한다. 그러나 모든 선종이 암으로 진행하는 것이 아니라 그 가운데 일부분만이 암으로 진행된다. 1cm 이상의 선종 가운데 10년 후에 암으로 진행되는 경우는 대략 15% 정도이다.

8. 상피성 암종과 비상피성 육종, 어떻게 다를까?

암의 확진은 조직검사에 의해 결정된다. 그리고 그 조직 진단에 근거를 두고 치료 방향도 결정하게 된다. 조직의 일부를 떼어내어 이것을 얇게 절단한 후 염색 처리하여 만든 표본을 현미경으로 관찰함으로써 암의 유무, 암의 조직학적 형태, 악성도 등을 진단하는데, 이를 통해 예후의 전망도 가능하다.

오래전부터 시행해온 병리조직검사는 양성 또는 악성을 진단하여 수술 방침을 결정하는 중대한 지침을 제공해왔으며, 현재까지도 가장 정확도가 높은 진단법이다.

우리 몸의 세포는 상피성 세포와 비상피성 세포 두 가지로 크게 나눌 수 있다. 우리 몸의 겉을 덮고 있는 표피를 피부라 한다. 피부뿐만 아니라 우리 몸속도 전부 점막 피부로 덮여 있다. 입안, 콧속, 식도, 위를 비롯하여 소장, 대장, 췌장, 간, 폐, 유방, 방광, 직장, 항문 등도 모두 점막 피부로 덮여 있다.

상피세포란 몸 표면(피부)과 몸 안의 체강(위장 점막 상피)을 이루는 세포를 총칭한다. 한편 비상피성 세포는 상피세포나 점막세포들 사이에 끼여 지주 역할을 하는 것으로, 혈관, 지방, 근육, 연골, 뼈, 신경 조직들을 총칭한다. 그리하여 암은 그 암세포의 기원에 따라 상피성인 암종과 비상피성인 육종으로 분류하기도 한다.

사람에게는 상피성 암종이 비상피성 육종보다 압도적으로 많이 나타난다. 위암, 간암, 대장암, 유방암 같은 상피성 암을 보통 암이라고 한다. 한편 근육에서 생기는 육종과 골 부분에서 생기는 골육종은 비상피세포에서 발생한 것이다.

우리 몸의 상피조직, 즉 피부와 위장 점막 상피를 싸고 있는 조직에서 발생하는 암을 상피 암이라고 한다. 피부에 생기는 피부암, 기관지를 덮고 있는 상피세포에서 발생한 폐암이 상피 암에 해당된다. 암을 분류할 때 보통 구강암, 식도암, 위암, 간암, 췌장암, 대장암, 직장암, 폐암, 유방암이라고 하는 것은 장기별로 분류한 것이며, 조직학적인 분류로는 상피 암종이라고 한다.

인체에 발생하는 암종의 약 90% 이상이 상피조직에서 기원한다. 그 이유는 상피조직이 인체 중 가장 많은 면적을 차지하고 있고, 더구나 장기의 외면을 형성하고 있어 각종 발암물질과 접촉할 가능성이 높기 때문이다. 상피조직의 안쪽에 위치하는 조직인 지방이나 근육층, 뼈에서 발생하는 암을 육종이라고 한다. 예를 들면 지방육종, 근육종, 골육종이라고 불리고 있는 것들이다.

상피 암종은 딱딱하고 돌처럼 단단한 경우가 많은 반면 비상피 암은 육질로 된 고기처럼 단단한 정도가 덜하다. 또 현미경을 통해 진단하는 병리 조직학적 진단의 방법으로서, 암의 분화도에 따라 잘 분화된(well-differentiated) 암과 미분화된(poorly-differentiatd, undifferentiated) 암으로 분류하기도 한다.

잘 분화된 암은 그 종양이 기원된 조직의 정상 세포와 유사한 세포로 이루어져 있다. 반면 미분화된 암은 그 종양이 기원된 조직의 정상 세포와 동떨어진 세포로 구성되어 있어 조직학적으로 어느 장기에서 발생했는지 그 조직의 특징조차 발견하기 어렵다.

일반적으로 양성종양은 조직의 분화도가 좋아 정상 조직에 가까우며, 악성종양일수록 조직의 분화도가 나빠 정상 조직과는 멀어지게 된다. 분화도가 낮은 미분화 암은 암종이든 육종이든 악성도가 높아 침윤이나 전이를 잘 일으켜 예후가 나쁘다. 통상적으로 20~30대의 젊은 연령층에서는 미분화 암이 많고 장년 및 노년층에서는 잘 분화된 암이 많다.

이처럼 암의 악성도가 강한 경우와 비교적 약한 경우는 암세포의 분화도로 결정된다. 즉 같은 암인데도 악성이 강한 암은 분화도가 나쁘고 진행이 빠르며 재발에도 영향을 미쳐 치료 예후에 중요한 요소로 작용한다.

따라서 한 장기에서 발생한 같은 암도 치료에 따른 예후가 서로 상이할 수 있다. 생존율이 낮고 암의 진행 상태가 빠른 특정 암의 경우에는 분화 양상이 나쁜 경우가 많다.

9. 종양 표지자 수치가 증가하면 모두 암일까?

암 검진을 받아본 사람이라면 심심 찮게 들어봤을 말이 바로 '종양 표지자 수치'이다. 때로는 이 수치에 울기도 했을 것이고, 또 웃기도 했을 것이다.

종양 표지자 수치가 올라갔다는 말은 무엇을 의미하는 걸까? 과연 내 몸 안에 암이 있는 것인지, 만약 암이 없다면 앞으로 암으로 진행할 것인지, 암의 여부를 알기 위해 추가 검사를 해야 하는지, 어떤 치료를 받아야 하는지 같은 의문이 꼬리를 물고 이어질 게 분명하다.

조기 암은 증상이 모호하고 뚜렷한 증상이 없어 환자 자신이 자각하기 어려운 경우가 대부분이다. 그런데 요즘은 정기적으로 건강검진을 받는 사람들이 늘어남에 따라 조기 암의 발견도 늘어나고 있다. 건강검진과 함께 건강 진단 목적으로 여러 가지 종양 표지자 검사를 하기도 하는데, 이때 혈중 수치가 높게 나와서 혹시 암은 아닌지 하고 불안해하는 경우가 생기기도 한다.

자각 증상이 없는데도 종양 표지자 수치가 올라간 환자의 경우, 적절한 검사나 진료를 어떻게 할 것인가에 대한 기준이 따로 없어 의사로서도 굉장히 고민스러울 때가 많다. 왜냐하면 종양 표지자 수치가 올라갔다고 해서 반드시 암을 의미하는 것은 아니기 때문이다.

이럴 경우 어떻게 하는 것이 최선의 방법일까?

혈중 종양 표지자 수치가 올라간 경우 환자가 가장 알고 싶어 하는 것은 크게 두 가지이다. 본인에게 암이 있는지 유무와, 암이 없다면 이 수치가 왜 올라갔느냐 하는 것이다.

흔히 환자들은 검사 항목 옆에 쓰여 있는 '특정 암이 있을 때 증가될 수 있다'는 설명 때문에 자신의 몸 안에 암이 숨어 있을 수도 있다는 생각으로 온갖 불안이 엄습해오게 마련이다.

특정한 질병이나 뚜렷한 자각 증상 없이 건강검진 과정에서 종양 표지자 수치가 올라간 경우에는 보통 1개월 후에 다시 검진하면 된다. 그러나 1개월을 미루기가 꺼림칙하다면 복부 CT촬영을 하고 나서, 이때에도 이상 소견이 발견되지 않으면 1개월 후에 다시 종양 표지자 검사를 하도록 한다.

그 검사 결과 수치가 이전 수치와 비슷하거나 감소될 경우에는 추적 관찰을 중단해도 된다. 이런 경우는 원인 불명이거나 양성 질환인 경우가 대부분이기 때문이다.

그러나 수치가 2배 이상으로 증가했다면 환자가 자각 증상이 없더라도 숨겨진 종양이 있을 수 있으므로 CT촬영이나 MRI, PET-CT와 같은 추가 검사를 통해서 예상 가능한 질환을 찾아야 한다. 이때 암으로 추정되지 않는 양성 질환이 있으면 이를 치료하면서 종양 표지자 수치를 추적 관찰한다.

한 번의 검사를 통해 종양 표지자 수치가 올라갔다고 해서 이것이 바로 암으로 진단되는 것은 아니다. 추적 검사한 수치가 어떻게 변화되는가를 살펴보는 것이 더욱 중요하다. 왜냐하면 생리 주기나 호르몬 변화 등 외적인 요인에 의해서도 종양 표지자 수치가 영향을 받을 수 있기 때문이다.

조기 암은 검진에 의해 암이 우연히 발견되는 경우가 많다. 이때 조기 발견된 암은 수술로 완벽하게 제거함으로써 완전 치유가 가능하므로 검진 시 종양 표지자 수치를 파악하는 것은 매우 의미가 있다. 그러나 대부분 환자들은 자각 증상을 느끼고 나서야 병원을 방문하여 암 진단을 받으므로 이미 시기가 늦었거나 상당히 진행된 경우가 적지 않다.

암을 확진하는 데는 여러 가지 검사법이 있다. 그중에서 종괴의 조직 일부를 절제하여 염색한 후 현미경으로 암세포 유무를 관찰하는 조직검사가 암을 확진하는 결정적인 검사법이다.

조직검사로 암이 확진되면 그다음은 암이 어느 정도 퍼졌는가를 조사한다. 암이 퍼진 정도를 파악하기 위해 시행하는 주된 검사는 CT촬영이나 MRI, PET-CT와 같은 방사선검사이다. 이 검사에 따라 암이 퍼진 정도를 파악한 후 수술 가능 여부와 수술 범위를 정하여 수술을 하게 된다.

10. 암, 조기 검진의 두 얼굴

우리 인체에는 많은 암들이 생겨나고 있으나 아직까지는 암 발생 자체를 원천적으로 막을 수 있는 방법이 없다. 현재로서 암 치료율을 높이기 위해 할 수 있는 방법은 오직 두 가지뿐이다. 첫째는 조기 발견이고, 둘째는 보다 나은 치료법의 개발이다.

각각의 암들은 서로 다른 예후를 지니고 있기는 하나, 예후를 결정하는 것은 암이 퍼진 정도이므로 조기에 진단만 하면 암이 덜 퍼져 있을 가능성이 높다. 즉 암이 덜 퍼져 있을 때 완전히 도려내야 완치가 가능하므로 암과의 전쟁에서 빠른 시간 안에 성과를 올릴 수 있는 가장 확실한 방법은 조기 진단밖에 없다.

더구나 대부분의 암은 말기가 되기 전에는 증상이 거의 나타나지 않기 때문에 완치의 기초가 되는 수술을 하기 위해서는 아무런 증상이 없을 때 정기검진을 통해 암을 조기에 진단하는 것이 필수적이다. 조기 발견만이 암의 치유를 좌우한다고 할 수 있다.

여기서 말하는 조기 발견이란 암 조직이 점막을 덮고 있는 상피조직에만 국한되어 있고, 주위로 퍼져 있지 않았을 때 진단되는 경우이다. 이때는 수술만으로도 충분히 근치시킬 수 있다.

그러나 암 조기 진단은 쉽지 않다. 암은 크기가 1cm 정도는 되어야 검사를 통해 진단이 가능한 탓이다. 암이 생겼다고 해도 1cm가 안 되는 초기의 작은 암은 컴퓨터 촬영을 해도 나타나지 않는 경우가 허다하다.

따라서 값비싼 의료 장비를 이용해 정밀 검진을 한다고 해서 모든 병이 진단된다고 믿는 것은 무리가 있다. 진단만 어려운 것이 아니라 문제는 또 있다. 암이 검진으로 발견되는 시점은 이미 그 환자의 몸 안에 암세포가 생긴 지 5~10년 정도 경과한 뒤라는 점이다.

환자는 암이 진단될 때까지 자기 몸 안에 암세포가 자라고 있다는 사실을 전혀 눈치채지 못한다. 즉 하나의 암세포가 진단이 가능한 크기로 자라는 데 걸리는 시간은 발견된 암이 자라서 환자가 사망할 때까지 걸리는 시간보다 훨씬 더 길다.

물론 자각 증상이 전혀 없는 조기에 암을 발견하면 수술로 제거하여 완치를 기대할 수 있다. 그러나 일단 진단이 가능한 크기인 1cm만 넘으면 이때부터 커다란 암 덩어리로 자라는 데 걸리는 시간은 급속히 짧아진다.

이처럼 암은 초기에는 아무런 증상 없이 자라다가 급속히 커지면서 퍼져나가므로, 건강검진을 해서 아무런 문제가 없었던 사람도 수개월 뒤에 말기 암 진단을 받는 경우가 더러 생길 수 있다. 이러한 상황은 간혹 의사를 당황하고 난처하게 만들기도 한다. 건강검진의 또 다른 문제이기도 하다.

그렇다면 왜 이런 경우가 생기는 것일까? 암 진단은 결코 용이하지는 않으나 암의 발생 위치에 따라 조기 발견이 쉽기도 하고 어려운 경우도 있다. 예를 들어 살펴보도록 하자.

피부나 유방과 같이 육안으로 관찰되거나 촉진을 통해 조기 진단이 용이한 장기가 있는가 하면, 췌장처럼 뱃속 깊이 복막 뒤쪽(등쪽)에 위치해 있어 조기 진단이 어려운 장기도 있다.

췌장은 해부학적으로 뱃속 깊숙이 위치해 있기 때문에 암 덩어리가 상당히 커지기 전까지는 만져지지도 않고 이미 암이 진행된 뒤에야 증상이 나타나기 일쑤이다. 게다가 암이 어느 정도 진행되어 영상진단 같은 방법으로 확인할 수 있는 크기까지 커져야 하므로 발견이 상당히 늦을 수밖에 없다.

그렇다면 어떻게 하면 이처럼 뒤늦게 찾아오는 환자들이 안 생기도록 암을 조기에 발견할 수 있을까? 또 암 조기 발견을 위해 특화된 검진은 무엇이 있을까? 암 환자를 진료하는 의사의 한 사람으로서 이것이야말로 필자를 늘 고민하게 만드는 문제이다.

과연 어떻게 하는 것이 최선일까? 무엇보다도 개개인의 취약점을 파악하고 암의 존재 가능성이 높은 환자들을 선별해서 이들에 대해 보다 적극적인 검사를 시행해야 한다. 이렇게 선별 검진을 시행함으로써 일반 검진에서 미처 발견하지 못하고 놓치기 쉬운 갖가지 가능성들을 미리 줄일 수 있다.

다행히 최근에는 유전자검사를 통해 특정 암을 사전에 예측하는 것이 가능해졌다. 그리하여 암 환자 가족이나 고(高)위험군 일반인들에게 보다 정확한 정보를 제공함으로써 좀 더 빨리 암에 대처할 수 있게 되었다.

속이 더부룩하고 소화가 안 되는 증상으로 병원을 찾는 사람들은 보통 내시경검사나 초음파검사를 하게 된다. 그러나 췌장 같은 경우는 위나 대장처럼 내시경으로 직접 들여다볼 수도 없고 복부 초음파 검사로도 놓치기 쉬워 췌장암은 조기에 발견하는 데 많은 어려움이 따른다.

또한 이러한 검사에서 아무런 이상이 없다고 해도 주의 깊게 관찰해야 하는 경우가 있다. 췌장암은 보통 50세 이후부터 발생률이 급격히 증가하는데, 이 연령대에서 소화기 증상과 더불어 갑자기 당뇨 증상이 나타나면 췌장암을 의심하고 꼼꼼히 검사해볼 필요가 있다.

물론 소화기 증상이나 당뇨 증상이 갑자기 생겼다고 해서 모든 사람이 췌장암을 의심해야 하는 건 아니다. 다만 췌장암 같은 특정 암이 발병할 가능성이 큰 고위험 그룹에 속해 있는 사람들은 전문가와 상의해서 보다 철저하게 체크해보는 것이 현재로서는 최선이다.

암이라고 해서 무조건 조기 발견이 어려운 것은 아니다. 일반적으로 만성 위축성위염이 위암으로 진행되는 데는 약 15년이 걸리며, 조기 위암에서 진행성 위암으로 진행되려면 약 3년 이상이 소요된다. 이처럼 위암은 임상 증상이 나타나기까지 오랜 기간이 소요되므로 검진에 의해 조기 발견될 가능성이 높다.

따라서 정기검진만 잘 받는다면 우리나라 사람들에게 흔히 나타나는 위암의 경우 조기에 발견하여 완치될 가능성이 높다. 증상이 없는 조기 위암의 완치율은 95% 이상이다.

한편 건강검진에서 무증상의 현미경적 혈뇨가 발견된 경우 비뇨기과적으로 중요한 질환이 동반되어 있을 가능성이 높으므로 체계적인 추가 검사가 필요하다. 현미경적 혈뇨란 일반적으로 세 번의 소변검사 가운데 두 번 이상에서 고배율당 적혈구가 3개 이상 관찰된 경우를 말한다.

현미경적 혈뇨의 원인으로는 방광암, 신세포암, 요로암, 요도암 등과 같이 생명을 위협하는 암에서부터 신장이나 요로결석, 위축신, 전립선염 등과 같은 양성 질환까지 다양하다.

현미경적 혈뇨가 있을 때 비뇨기계 암이 존재할 확률은 2.3~13%

정도로 알려져 있다. 따라서 현미경적 혈뇨가 발견될 때는 영상 진단, 방광경 검사, 요세포 검사, 요배양 검사 등 다양한 검사를 필요로 한다.

이처럼 암 조기 진단에는 많은 어려움이 따르지만 조기에 진단만 되면 완치나 적절한 치료로 삶의 질을 향상시키고 생명을 연장시킬 수 있다. 따라서 정기적으로 건강검진을 계획하는 것도 자신의 건강을 꾸준히 지킬 수 있는 자기 관리 방법이 된다.

그렇다면 어떻게 해야 건강검진을 효과적으로 활용할 수 있을까?

최근 현대 의학은 눈부시게 발전해왔고, 현재도 질병을 조기 발견하기 위해 갖가지 진단 기술이 개발되고 있다. 그럼에도 불구하고 모든 질병을 조기에 발견하는 일은 참으로 어려운 문제이다.

우리가 흔히 겪는 일이지만 감기 몸살로 끙끙 앓고 있는데도 여러 가지 검사를 해보면 결과가 정상으로 나오는 경우가 많다. 심지어 우리 몸 어느 곳에서 암이 자라나고 있는데도 무슨 검사를 하든지 발견이 안 되는 경우가 허다하다.

따라서 건강검진 결과가 정상이라는 것은 현재 뚜렷하게 드러나는 질병 소견이 없다는 이야기이지 내 몸에 병이 없다는 이야기는 아니다. 그럼에도 많은 사람들은 건강검진 결과가 정상이면 내 몸에 아무런 병이 없다고 믿어버린다.

이와 반대로 검사 결과가 정상 범위에서 약간 벗어나 있다 해서 그것이 무조건 병이 있다는 것을 의미하는 것도 아니다. 검사하기 이전에 섭취한 음식이나 신체 조건, 검사 기계의 차이 등에 따라 얼마든지 다른 결과가 나올 수 있다.

만일 검사 결과가 정상 범위에서 벗어나 있다면 얼마나 벗어나 있는지와 과거의 검사 결과와 비교하여 어떤 차이가 있는지를 확인해 보는 것이 중요하다. 단 한 번의 검사 수치로 질병을 진단하는 것은 오진 염려가 있어 위험하다. 물론 뚜렷한 이상 소견이 있으면 확진할 수 있지만 그렇지 않은 이상 소견에 대해서는 정확한 진단을 위해서 반드시 재검사가 필요하다.

건강검진에서 중요한 사항은 개개인의 식생활습관(고지방식과 과음), 개개인의 증상과 위험 요소(흡연, 비만, 간염 보균 여부 등)에 대한 평가, 의사의 진찰 소견 등이다. 숨어 있는 질병을 찾아내기 위해서는 검사 결과 수치보다 원인을 알 수 없는 열, 소화불량이나 속쓰림 같은 증상, 대변이나 소변의 이상, 체중 감소, 진찰 도중에 발견되는 이상 소견 등이 훨씬 더 중요하다.

건강검진을 받을 때는 진찰을 받고 자신이 느끼는 불편한 증상을 의사에게 자세히 이야기해야 한다. 더불어 기초적인 기본 검사부터 차근차근 확인해나가는 것이 중요하다. 성별, 나이, 집안의 병력, 생애 주기에 따라 반드시 받아야 하는 검사가 있는 만큼 자신에게 알맞은 검진 프로그램을 선택해야 불필요한 비용을 낭비하지 않는다.

그리고 검사 결과가 나오면 반드시 담당 의사의 설명을 듣고 상담을 받아야 한다. 만일 검사 결과가 정상이라도 불편한 증상이 있으면 확진을 위해 필요한 검사를 추가로 받아야 한다. 또 검사에 약간 이상이 있더라도 의사의 진찰 소견상 별다른 이상이 없다고 판단되면 크게 위험한 것은 아니므로 일단 두고 보면서 관찰하면 된다.

건강검진 결과가 정상이라는 것은 현재 뚜렷하게 드러나는 질병 소견이 없다는 이야기일 뿐이지, 앞으로 1~2년 동안은 아프지 않고 아무런 병도 걸리지 않는다는 건강 증명서가 아니라는 점을 유의하길 바란다.

11. 모든 사람이 조기 암 검진을 받아야 할까?

위암, 대장암, 자궁경부암 세포진 검사 등은 조기 진단으로 사망률을 낮출 수 있으므로 검진의 필요성이 분명 있다. 그러나 혈액을 통한 전립선암 표지 검사, 유방암 X-선 검사 등은 조기 검진을 한다 해도 암으로 인한 사망률을 실제로 감소시키지 못하는 것이 현실이다.

한편 조기 진단 덕분에 비교적 일찍부터 암 치료를 받았음에도 사망률은 줄어들지 않고, 실제로 암 진단 이후로 받게 되는 치료의 고통이 너무도 큰 탓에 이런저런 문제가 나타나기도 한다. 암 발견으로 정신적으로 불안에 떨게 되고, 수많은 검사와 수술 등 치료를 받는 과정에서 삶의 질이 떨어지고 생명을 위협받기 때문이다.

유방암에 관한 어느 연구 보고에 따르면, 암 진단을 받은 환자의 전체 사망률은 줄어들지 않았음에도 수술과 이후 항암 치료에 따른 고통은 더욱더 커졌다고 한다. 그럼에도 불구하고 40세 이상의 여성들에게는 필히 유방암 조기 검진을 권장한다. 왜냐하면 40세 이상이 되면 유방암 조기 검진이 암 발견에 매우 큰 도움을 주기 때문이다.

물론 조기 진단으로 새 생명만 얻을 수 있다면 이러한 고생은 아무런 문제도 되지 않을 것이다. 그러나 아무런 증상이 없는 건강한 사람까지 이러한 조기 암 검진이 필요할까?

증상이 없는 건강한 사람을 대상으로 무조건 조기 암 검진을 시행할 필요는 없다. 조기 진단된 암이 잠재적이고 아무런 증상도 일으키지 않아 생명에 전혀 위협적이지 않을 수 있는 반면, 암 진단에 따른 정신적·육체적 고통은 상상 이상으로 크기 때문이다.

암이 아닌 다른 원인으로 사망했는데, 부검한 결과 암이 발견되는 경우가 종종 있다. 즉 암을 가지고 있으나 사망할 때까지 아무런 문제를 일으키지 않았다는 말이다.

사망할 때까지 증상을 일으키지 않는 잠복 암을 굳이 미리 발견하여 고통스러워할 필요는 없다. 문제는 발견된 암이 얌전한 암인지, 그

렇지 않으면 말썽을 일으킬 수 있는 암인지를 분별하기가 어렵다는
데 있다.

한 가지 사실에 대해 상반된 소견이 나올 수 있는 것은 조기 암 검
진뿐 아니라 의학적인 연구 전반에 걸쳐 나타나는 현상이므로 이 부
분을 염두에 둘 필요가 있다.

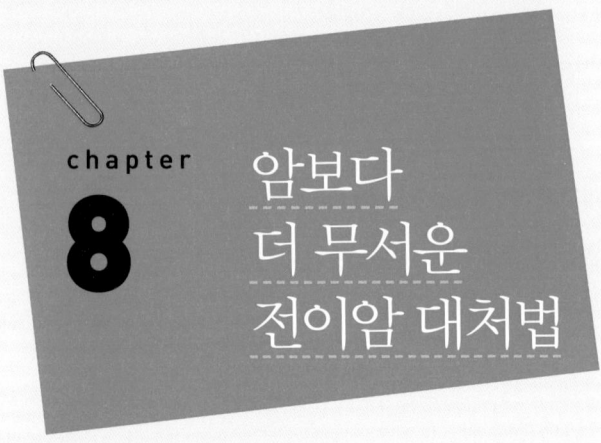

chapter

8

암보다
더 무서운
전이암 대처법

1. 암 치료를 위한
제언

　　　　　　　　　　우리나라에서 한 해 평균 암으로
사망하는 환자 수는 7만 2000여 명이 넘는다. 암 중에서 폐암이 전
체 암 사망자의 21.7%로 가장 많고, 간암(15.6%), 위암(13.9%), 대장
암(10.7%), 췌장암(6.0%)이 그 뒤를 이었다. 즉 사망자 중 46%가량이
소화기계에서 발생한 암으로 사망했다고 볼 수 있다. 그만큼 소화기
질환에 대한 정기적인 검사와 조기 발견이 매우 중요하다.

만약 어느 날 느닷없이 암 진단을 받게 된다면 암 치료법은 어떻게 결정해야 할까?

수술 전에 암의 진행 정도를 정확히 파악하는 것은 치료 계획을 세우는 데 매우 중요하며 향후 치료 결과에도 큰 영향을 끼친다. 이를 위해서는 암이 주변에 어느 정도 퍼져 있는지, 전이는 없는지, 종양은 절제가 가능한지 등을 확인해야 한다. 이에 대한 평가가 이루어져야만 적절한 치료 방침을 세울 수 있다.

암을 진단하고 전이 여부를 판단하기 위해서는 여러 가지 검사가 필요하다. 첫째, 다른 검사로도 암을 추정할 수는 있지만 좀 더 정확한 진단을 위해 병리조직검사를 해야 한다. 둘째, 초음파검사나 방사선검사 등으로 암이 퍼진 정도를 파악해야 한다. 이를 통해 흔히 말하는 1기, 2기, 3기, 4기 같은 병기 결정을 하게 된다. 그러나 정확한 병기는 수술이 끝나야 알 수 있다.

마지막으로 환자의 전신 상태, 즉 나이, 활동 능력, 영양 상태 등을 면밀히 검토하여 적절한 치료법을 선택해야 한다. 예를 들어 같은 3기 위암 환자라 하더라도 자각 증상이 다를 수 있고, 외견상 건강해 보이는 젊은 환자와 거동이 힘든 70대 환자는 치료법이 같을 수 없다. 각 환자마다 근치성, 안전성 그리고 기능 보존성 등을 고루 만족시킬 수 있는 합리적인 치료법을 선택해야 한다.

2. 생명을 위협하는 4가지
암 전이 경로

정상적인 세포는 그 세포가 만들어진 특정 장기에서만 살 수 있지만 암세포는 주위 조직은 물론이고 먼 곳으로까지 얼마든지 퍼져나갈 수 있다. 즉 암세포는 주변 인접 조직으로 침투하거나 림프액 또는 혈액을 통해 인체의 다른 부위로 퍼져나가는 게 가능하다.

암 덩어리는 그 크기가 1cm만 되더라도 암세포는 10억 개나 된다. 게다가 암세포는 정상 세포에 비해 서로 결합하는 힘이 약해서 쉽게 분리되므로 주위 조직이나 먼 곳으로 퍼지기 쉽다.

암세포가 주위 조직으로 퍼지는 것을 '침윤'이라 하고, 혈관이나 림프관을 뚫고 들어가 먼 곳까지 이동하여 다른 장기나 조직 속에 뿌리를 내리고 새로이 성장하는 것을 '전이'라고 한다. 이처럼 침윤과 전이는 엄밀하게 구분된다.

그러나 일반적으로 전이라고 하는 현상은 악성 암세포가 갖는 전형적인 특징으로서, 한 조직에서 다른 조직으로 이동, 침투, 정착, 성장하는 일련의 현상을 총칭하기도 한다.

암세포는 정상 세포에 비해 암세포 혈관 주위에 있는 기저막이 현저히 감소하여 투과성이 증가되는 것이 특징이다. 따라서 종양의 중앙부에서 괴사가 일어나 종양 덩어리로부터 암세포가 떨어져 나와

암 전이의 4가지 유형

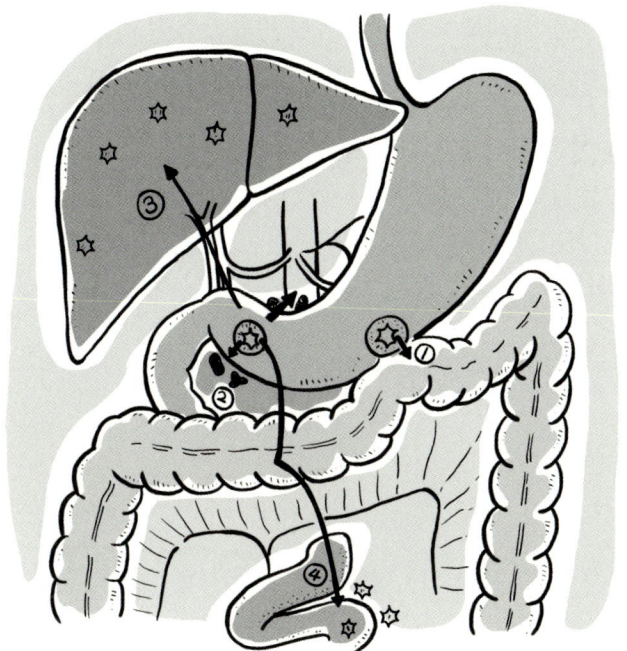

① 직접 전이
② 림프절 전이
③ 혈행성 전이
④ 복막 전이

주위 조직으로 퍼져나가거나 혈관을 통해 먼 곳에 있는 조직으로 전이를 일으킨다.

암의 전이 경로에는 대체로 직접 전이, 림프절 전이, 혈행성 전이, 복막 전이의 4가지가 있다.

첫째는 암이 처음에 발생한 장기에서 벽면을 따라 인접 장기로 직접 침윤·파급되는 직접 전이, 둘째는 병소 가까이 있는 림프 흐름을 따라 국소 림프절에서 멀리 떨어져 있는 원격 림프절로 전이해가는 림프절 전이, 셋째는 정맥 혈류를 따라 간, 폐, 전신으로 전이해가는 혈행성 전이, 넷째는 암세포가 장기의 벽을 부수고 복강 내로 암세포가 흘러 들어감으로써 퍼지는 복막 파종에 의한 전이가 있다.

실제로 암 환자가 사망하게 되는 주된 원인은 바로 이러한 4가지 경로의 전이 때문이다.

3. 전이된 암은 악성도가 높다

암은 전이하는 특징이 있기 때문에 수술로 암 덩어리를 제거했다 하더라도 숨어 있던 암세포가 다른 곳으로 전이되어 재발하는 경우가 흔히 있다. 완치되었다고 생각한 암이 또다시 얼굴을 내밀고 나오는 이 같은 경우가 바로 '재발'이다. 이러한 재발과 전이는 암 환자를 죽음으로 이끄는 주된 요인이기도 하다.

처음 암이 발생했던 장소에서 가까운 곳의 재발을 '국소 재발'이라고 한다. 그리고 처음 암이 발생했던 장소로부터 멀리 떨어져 있는 원격 장기에서 발생하는 재발을 특히 '전이'라고 부른다.

암이 난치병인 원인 가운데 하나가 바로 이러한 전이 때문이다. 우리 몸을 이루는 장기의 세포는 기저막이 있어 암세포가 생기더라도 암이 퍼져나가지 못하도록 기능한다. 그러나 암세포는 기저막을 파괴하는 단백질 분해효소를 생산함으로써 암세포가 혈관을 통해 들어가 몸속 이곳저곳으로 이동을 가능하게 한다.

혈관을 따라 이동하던 암세포는 자기가 증식하기 좋은 장기가 있으면 혈관을 뚫고 나와 그곳에 정착하고 성장, 증식하게 된다. 이것이 흔히 말하는 '전이'이다. 일단 암이 전이되면 악성도가 더욱 높아져서 항암 치료도 듣지 않게 된다.

재발과 전이 정도에 따라 치료 가능성이나 예후가 크게 달라지기 때문에 무엇보다도 재발과 전이의 예방이 중요하다.

우리 인간도 경험을 통해 스스로 터득하고 새로운 환경에 적응하게 되며 역경을 견뎌낼 때마다 강인해지는 것처럼, 암세포도 새로운 장소에서 둥지를 만들기까지 많은 난관을 극복하며 점점 더 강해진다. 암세포는 자신과 전혀 다른 조직에 침입하여, 그전까지 한 번도 만난 적이 없는 세포와 공존하며 살아가기 위해 새로운 환경에 스스로 적응해야 하는 것이다.

결국 전이된 암세포는 원래 암세포가 생겼던 장기뿐만 아니라 전이가 된 장기의 세포 특성까지 모두 획득한 이질 세포로서, 증식하는 능력이 최초의 암보다 강하기 때문에 전이한 암은 최초의 암보다 악성도가 훨씬 높은 경향이 있다. 또 암은 발생 후 시간이 경과할수록 악성화되어 전이 능력을 높여가므로 전이를 일으킨 암은 전이가 안

된 암보다 훨씬 불량하다.

이처럼 전이된 암은 원발암(原發癌)과는 전혀 다른 성질의 암으로, 아주 불량성이 높은 암으로 추정된다. 온갖 어려움을 이기고 살아남은 인류의 역사만큼 암도 강인함을 지니고 있다. 인류의 역사만큼 함께 살아남았기 때문이다. 살아남은 강인함이 전이하는 능력 때문이 아닌가 생각된다.

암세포 역시 우리 몸을 이루는 수많은 세포 가운데 하나이기 때문에 치료할 방법은 있다. 하지만 암을 수술로 제거한다고 해도 암세포가 남아 있을 수 있고, 남아 있는 암세포를 모두 제거하기 위해서 항암제를 사용하지만 암세포도 내 자신의 세포이기 때문에 암세포를 죽일 수 있는 용량을 주면 정상 세포도 죽게 되므로 엄밀히 말하면 암세포를 완전히 사멸시킬 방법이 없다. 즉 원발암을 제거하는 일은 어렵지 않으나 재발과 전이가 암 치료를 매우 힘들게 할 뿐만 아니라 불행하게도 재발과 전이에 대한 메커니즘은 알려지지 않은 부분이 훨씬 더 많다. 암이 세포 내 유전자의 질환이라는 사실은 밝혀졌지만, 암의 발생 원인이나 진행 과정은 명쾌하게 밝혀내질 못했다.

따라서 새로운 암 치료법에 대한 연구가 지금도 꾸준하게 진행되고 있다. 암 환자의 대부분은 원발암만으로는 죽음에 이르는 경우가 드물고, 어디론가 전이를 일으킨 악성 암 때문에 죽음에 이르는 경우가 더 많다.

4. 전이가
잘되는 암

어느 한 장기에만 생긴 암은 메스로 완전히 도려내면 되지만, 이곳저곳에 퍼져 있는 암을 모두 찾아내 제거하기란 매우 어려운 일이다. 암은 이처럼 전이된 암세포 때문에 재발하게 되며, 이것이 결국 사망의 원인이 되기도 한다.

재발을 막기 위해 근치적 수술 후에 항암 치료를 시행하고 있지만 눈에 보이지 않는 암세포를 모두 제거할 수 없어 불행히도 재발을 완전히 막을 수는 없다.

종양이 방사선검사 등 여러 검사 방법을 통해 진단이 되려면 최소 1cm 이상은 자라야 한다. 마찬가지로 원발 부위 암과 주위의 건강한 조직을 포함하여 광범위하게 절제하는 근치적 절제술 후에 발생하는 전이암(轉移巖) 역시 수술 후 어느 정도 종괴가 커져야 진단이 가능하다. 만약 근치적 절제술 후 전이 부위에 종괴가 형성되기 이전에 발견만 된다면 재수술로 환자의 생명을 구할 수 있다.

암은 일반적으로 수술 직후에는 전이가 잘 일어나지 않고 시간이 경과한 뒤에야 전이가 일어나는 것으로 알려져 있다. 또 암은 처음 발생한 부위가 어디냐에 따라 전이가 잘되는 곳이 정해져 있다. 즉 특정 암세포마다 전이가 잘되는 장기가 있으므로 그 부위를 미리 숙지하고 그곳을 특히 주의 깊게 관찰함으로써 전이의 조기 발견이 가능하다.

더불어 원발암을 수술한 후에 암(종양) 표지자를 주기적으로 추적 검사하는 것이 도움이 된다. 암 표지자는 재발이 발견되기 이전에 먼저 증가하는 경향이 있으므로 수술 후에 정상 범위였던 암 표지자가 점점 상승할 경우 재발의 징후로 판단하여 정밀검사를 하게 된다.

특정 암의 전이가 잘 일어나는 장소를 요약하면 다음 그림과 같다.

주요한 암의 타 장기로의 전이

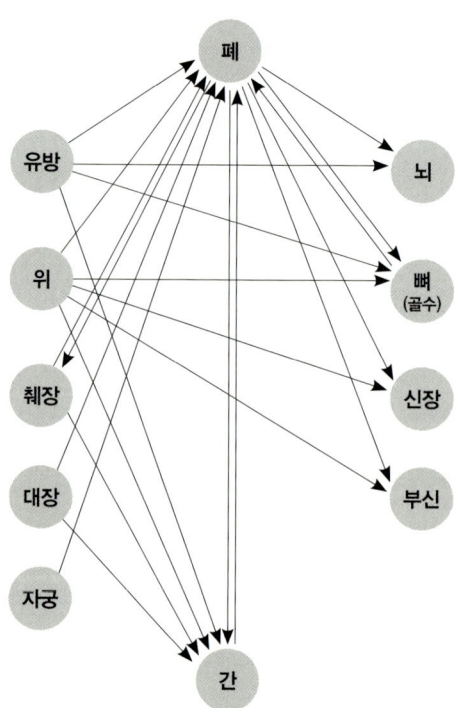

5. 전이암에 대처하는
치료 프로그램

1) 전이성 간암의 치료

간으로 전이를 잘 일으키는 암은 대장암, 위암, 췌장암, 폐암, 유방
암 그리고 악성 흑색종 등이 있다. 위장관에 분포하는 정맥은 문맥을
통해 간으로 들어가므로 대부분의 위장관 종양은 문맥을 통해 간으
로 혈행성 전이를 잘 일으킨다.

간 전이의 초기에는 증상이 거의 없으나 가끔 간의 피막이 팽창되
면서 우상복부 통증을 일으키는 경우가 더러 있다. 전이가 좀 더 진
행되면 간이 커져 손으로 만져지기도 하고 황달, 복수 같은 증상이
나타나기도 한다.

영상 진단으로는 컴퓨터단층촬영(CT)이나 자기공명영상(MRI)이
흔히 사용된다. 초음파는 간편해서 전이 여부를 판단하기 위해 가장
먼저 시행되는데, CT나 MRI보다 민감도가 떨어지고 1cm 이하의 병
변은 발견하기 어려운 단점이 있다.

◈ 간 절제술

간 전이는 대장암에서 가장 흔하게 발생하며, 간이 전이된 유일한
장기인 경우가 많아서 간 절제술은 완치를 기대할 수 있는 방법이다.

간 이외에 전이가 있는 경우에도 수술로 전이된 부위를 모두 절제할 수 있다면 수술을 하는 것을 원칙으로 하고 있다.

간 내에 여러 개의 전이가 있거나 간의 양엽(우엽과 좌엽)에 걸쳐 전이가 이루어졌더라도 수술 후에 남아 있는 간이 30% 이상이면 수술이 가능하다.

◆ 간동맥 내 항암 화학요법

전이성 간암의 치료법으로 간 절제술 이외에도 간동맥 내 항암 화학요법이 사용되고 있다. 간동맥 내 항암 화학요법이란 간동맥을 통해 간에 항암제를 직접 투입하는 방법이다.

간은 간동맥과 간문맥 양쪽에서 혈류를 받는데, 암이 전이된 간은 주로 동맥에서 혈류를 받고 정상 간은 간문맥을 통해 영양소를 포함한 혈류를 공급받는다. 이처럼 간암은 주로 동맥에서 혈류를 받기 때문에 간동맥 내 항암 화학요법은 원발성 간암 치료에 주로 이용되어 왔다.

간 전이를 일으킨 대장암에서도 간동맥 내 항암 화학요법을 시행하고 있다. 이는 간으로 직접 주입된 약제가 전신으로 순환하기 전에 간에서 대사되면서 종양에 더욱 농축되어 있으므로 효과는 높이고 독성이 전신으로 퍼져나가는 것은 줄여준다. 따라서 전이된 종양만을 선택적으로 치료할 수 있다.

◆ **선행 항암 화학요법**

절제 가능한 대장암 간 전이 환자한테서 재발 위험도가 낮다면 수술을 먼저 하고 보조적으로 항암제 치료를 한다. 그러나 양엽으로 암이 전이되었거나 병변이 5cm 이상으로 커져서 수술의 위험도가 있다면 선행 항암 화학요법을 시도한다.

선행 항암 화학요법의 장점은 완전 절제가 불가능한 환자를 완전 절제가 가능한 상태로 바꾸어준다. 그 밖에도 간 절제 범위를 줄일 수 있으며 미세 전이의 치료와 수술 전에 항암제 반응 정도를 파악할 수 있다.

◆ **고주파열치료(RFA, Radiofrequency Ablation)**

고주파열치료(RFA)는 열을 이용하여 암세포를 파괴시켜 응고 및 괴사시키는 소작법의 하나로, 주로 간암의 국소 치료로 사용되었다. 정상 세포를 사멸시키기 위해서는 60℃ 이상의 고열이 필요하나, 암세포는 고열에 민감하여 41℃에서도 사멸한다.

선행 항암 화학요법이나 완전 절제술을 시행하지 못한 경우, 또는 병변의 크기가 작을 경우 시행한다. 특히 간 전이 개수가 3개 이하이고, 크기가 3cm 이하인 경우, 환자의 전신 상태가 불량하거나 간 기능이 여유가 없을 경우 간 절제술의 대안으로 사용되고 있다.

고주파열치료 역시 전이암의 100% 완전 사멸을 목표로 둔다.

2) 전이성 폐암의 치료

폐로 전이를 잘 일으키는 암은 간암, 위암, 유방암, 대장암, 골육종, 흑색종, 두경부 종양 등이다. 폐에는 혈관이 많고 산소가 항상 고농도를 유지하고 있어 암 전이와 성장에 유리한 환경을 제공하므로 각종 종양이 전이를 잘 일으킨다.

폐 전이암의 호발 부위는 딱히 없으나 모세혈관의 분포와 폐 혈류의 분포 양상 때문에 대부분의 경우 폐의 하엽에 위치하고, 전이된 결절의 80~90%는 폐 주변부에서 주로 발생한다. 폐 전이암 환자들 대부분은 뚜렷한 증상이 없고, 수술 후 정기적으로 방사선검사를 시행하기 때문에 새로운 폐 병변이 보이면 폐 전이를 의심할 수 있다.

폐 전이암을 진단하는 데 가장 도움이 되는 검사 방법은 컴퓨터단층촬영(CT)으로, 특히 조영증강 CT가 도움이 된다. 나선형 CT 및 고해상도 CT는 5mm 이하의 작은 결절까지 발견할 수 있는 매우 정교한 검사 방법이다. 폐 이외의 다른 장기로 전이가 없는 단독 폐 전이암인 경우, 수술하고 나서도 폐 기능의 유지가 가능하다면 절제술이 가장 좋은 치료법이다.

그 밖에 고주파열치료(RFA)나 방사선치료가 있다. 고주파열치료는 종양의 크기가 작은 경우, 종양의 숫자가 많지 않은 경우, 종격동 구조와 근접하지 않은 경우 그리고 수술이 어려운 경우에 시행하는데, 주로 수술 치료 후 다시 재발한 경우에 시행한다.

3) 골 전이암의 치료

유방암과 전립선암은 70%, 폐암과 신장암, 갑상선암은 40%가 골 전이를 일으킨다. 골 전이가 있을 때 폐암의 평균 생존 기간은 수개월에 불과하나 유방암, 갑상선암, 전립선암의 경우는 수년간 생존하기도 한다. 이처럼 원발암이 무엇이냐에 따라 생존 기간의 차이가 크게 달라진다.

골 전이가 있을 때 가장 흔한 증상은 통증이다. 통증은 몇 주 또는 몇 개월에 걸쳐 점점 심해지며 통증 부위와 전이를 일으킨 부위를 정확히 가려내기가 어려워진다.

골 전이암의 치료에는 진통제, 방사선치료 그리고 수술이 이용된다. 통증만 있고 합병증이 없을 때는 주로 방사선치료를 한다. 골 전이암 환자 가운데 50~90%는 방사선치료만으로도 통증 감소의 효과가 나타난다.

골절이 일어났거나 골절의 위험이 있는 경우, 기대 수명이 아주 짧지 않다면 수술을 하는 것이 가장 좋다. 수술의 목적은 통증 완화와 기능의 회복이다. 수술을 하더라도 암 조직을 모두 제거하기 어려우므로 수술 후에는 방사선치료가 추가로 필요하다.

전이성 척수 압박은 허리 통증이 선행되고 점차 하지의 운동신경 마비와 자율신경 마비로 이어진다. 가장 정확한 검사는 MRI이며 주로 방사선치료가 사용된다.

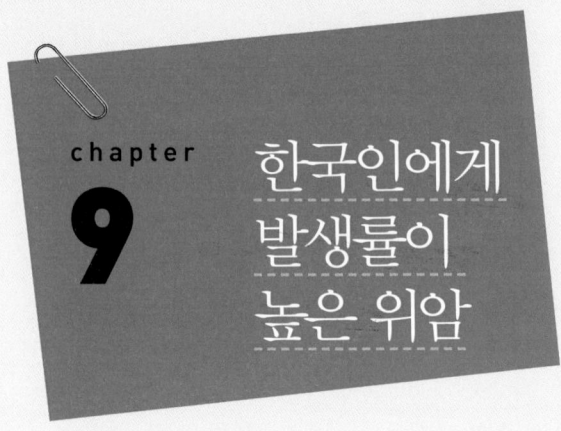

chapter

9

한국인에게
발생률이
높은 위암

1. 소화와 흡수의 중추,
위와 소장

위는 식도와 소장 사이에 위치하는
주머니 모양의 기관으로 좌측 상복부에 위치한다. 위에 음식이 차 있
을 때의 용적은 남자의 경우에는 1400~2400ml이고, 여자의 경우
에는 1300~2000ml 정도이다.

위는 식도에서 위로 이행하는 위의 입구인 분문부(cardia)와, 좌
상방으로 팽대하여 횡경막 바로 하방에 위치하는 위저부(fundus), 위

중앙의 대부분을 차지하는 위체부(body), 그리고 위 하부 가운데 3분의 1의 우측을 차지하는 가느다란 부분인 십이지장으로 이어지는 유문부(pylorus)로 구분한다. 그리고 위의 하연(아래쪽) 부위는 대만, 위의 상연(위쪽) 부위는 소만이라고 부른다. 모양은 서 있는 자세에서 J자 형이 가장 많다.

위벽은 점막층(mucosa), 점막하층(submucosa), 근층(고유근육층, muscularis propria), 장막하층(subserosa), 장막층(serosa)의 다섯 층으로 구성되어 있다.

위는 음식물을 소화시키고, 음식물과 함께 들어온 각종 병원균을 살균하는 기능을 맡고 있는데, 이 두 가지 기능은 위액에 의해서 이루어진다.

위는 위액을 분비하여 음식물을 잘게 부수고 소화시켜 십이지장으로 내보낸다. 위에 음식물이 저장되는 모습을 보면 먼저 들어온 음식은 위의 하부인 대만과 접하고 새로 들어온 음식일수록 위쪽에 쌓임으로써 층을 이루게 된다. 가장 나중에 먹은 음식은 위의 분문부와 가까워진다.

또 위의 대만 부위 쪽에 있는 음식물은 위액의 소화작용을 받지만 그 위층의 음식물은 아직 위액과 접촉하지 않은 상태이므로 타액에 의해 소화작용이 이루어진다. 위로 들어온 음식물은 위의 연동운동에 의해 배출이 되며, 이 음식물들이 십이지장으로 완전히 배출되기까지는 약 3~4시간이 걸린다.

어떤 이유로 위나 십이지장이 지나치게 팽창되거나 심한 자극을 받으면 반사적으로 위 내용물이 식도와 구강을 거쳐 입 밖으로 배출되는데, 이것이 흔히 말하는 구토이다.

위에서 분해된 음식물은 십이지장을 거쳐 소장으로 간다. 소장은 십이지장에서부터 이어지는 약 8m 길이의 소화관이다. 십이지장, 공장, 회장으로 이루어져 있고 복강 우측에 위치한다.

소장의 대부분은 공장과 회장이 차지하며, 8m 정도 되는 소장 가운데 회장이 공장보다 약간 길다. 음식물이 소장에 도달하게 되면 다시 소화작용을 받아 점차 분자량이 작은 화합물로 잘게 잘려 소장 벽의 융모에서 흡수된다.

결국 우리가 먹은 음식물은 소화작용에 의해 분해된 후 그 영양분이 소장의 융모에서 흡수되는 셈이다.

2. 소화기 암의 시작점, 위궤양과 십이지장궤양

위에서 분비되는 위액 안에는 염산이 함유되어 있기 때문에 위액은 PH가 강한 산성이다. 그래서 우리 인체는 음식물을 강산에 담가 소화시키는 것과 마찬가지인 셈이다.

위액은 PH 1.5~2 정도 되는 강한 산성 액체인데, 이는 음식을 소화시키는 데는 매우 유용하지만 잘 알다시피 염산은 금속도 부식시킬 수 있으므로 이것이 오히려 위벽 자체를 손상시킬 수도 있다.

그런데 위벽은 어떻게 염산으로부터 손상받지 않는 것일까? 위의 표면에는 벽세포(parietal cell), 주세포(chief cell), 점액세포 등 여러 세포들이 있다. 벽세포에서는 염산을 분비하고, 점액세포에서는 점액을 분비한다. 점액세포에서 분비하는 점액은 우리 몸의 다른 부위에서 분비하는 점액과는 화학적 성질이 달라 산에 잘 녹지 않는 특성이 있다. 이 점액이 위의 표면을 덮고 있어 염산의 작용으로부터 위벽을 보호하는 것이다. 만일 이 보호 작용이 충분치 않으면 위벽이 녹을 수 있는데, 이것이 흔히 말하는 위궤양이다.

위에서 소화된 음식물은 위액과 함께 십이지장으로 내려가 다시 분해된다. 이 분해에 관여하는 소화액에는 간장에서 분비되는 담즙과 췌장에서 분비되는 췌장액, 그리고 소장 벽에서 분비되는 장액이 있다.

췌장은 매일 500~800cc의 췌장액을 합성하고 500~800cc의 췌장액을 분비한다. 이 췌장액에는 단백질이나 지방을 분해하는 여러 종류의 소화효소가 함유되어 있다.

이처럼 음식물은 위액과 함께 십이지장으로 내려가므로 강산인 위액에 의해 십이지장도 자칫 손상될 수 있다. 그런데 어떤 이유에서 십이지장 벽은 위산으로부터 손상을 받지 않는 것일까?

췌장에서 분비되는 췌장액은 췌관을 통해 십이지장으로 흘러 들어가는데, 이 췌장액은 중탄산 이온이 함유되어 있으므로 알칼리성을 띤다. 이 알칼리성의 췌장액에 의해 염산이 중화되어 십이지장이 손상되는 것을 피할 수 있는 것이다.

그러나 중탄산 이온의 중화력을 뛰어넘는 다량의 염산이 십이지장으로 들어오게 되면 십이지장궤양이 생길 수 있다.

3. 암이 소화기관에 잘 생기는 이유

암은 어느 곳에서나 발생하지만 한국인의 암은 소화기에 많이 생긴다. 소화기 이외의 암에서도 마찬가지겠지만 특히 소화기계의 암 수술 이후에는 식사에 주의를 기울여야 한다.

우리 인간은 살아가기 위해 늘 음식을 섭취하고 있다. 그 음식들은 입에서 여러 번 씹고 난 뒤에 위와 장에서 흡수되기 쉽도록 잘게 분해되어 장 점막에서 흡수된다.

이처럼 분해되어 흡수되는 과정을 소화라 한다. 좀 더 자세히 이야기하자면 우리가 섭취한 영양소는 탄수화물, 단백질, 지방과 같은 고

분자 물질이기 때문에 소장 세포막을 통과할 수 없으므로 흡수 가능한 상태로 분해해야 한다. 즉 소화는 이들 영양소를 소화관에서 흡수 가능한 상태로 분해하는 과정을 말한다.

식사를 통해 섭취한 음식물을 소화액으로 잘게 분해한 후 장관에서 흡수하여 모세혈관을 통해 신체 각 부분에 영양분을 보내는 작용을 하는 모든 기관을 총칭해서 소화기관이라고 한다.

소화기관은 소화관과 그 부속기관으로 이루어져 있다. 소화관은 입에서 시작하여 인두(咽頭), 식도, 위, 소장(십이지장, 공장, 회장), 대장 및 직장을 거쳐 항문에 이르는 긴 관으로, 총 길이는 9m 정도 된다.

소화기관의 부속기관으로는 혀, 치아, 소화관에 연결된 타액선(침샘), 위샘, 간, 췌장 및 장샘(창자샘) 등이 있다. 내강, 즉 속이 빈 긴 관의 구조를 가진 소화관의 벽은 점막, 점막하 조직, 근층, 장막의 네 층으로 구성되어 있으나, 부위에 따라 약간씩 차이가 있다.

소화관은 다음과 같이 각기 다른 기능을 가진 여러 부분으로 나뉘어 있다.

- 식도는 음식물을 소화관의 첫 부분인 구강에서 위로 보내는 단순한 음식물의 통로가 되는 부위이다.
- 위는 위액으로 음식물을 소화시키는 장기이다.
- 장은 영양분을 흡수하는 장기이다.

- 대장과 직장은 수분과 전해질을 흡수하는 장기이다.
- 간장은 탄수화물·단백질·지방의 대사, 영양소의 저장, 단백질의 합성 및 해독 작용을 비롯하여, 하루에 600~1200ml의 담즙을 만들어 담낭으로 내보내는 장기이다.
- 담낭은 간에서 분비되는 지방분해액인 담즙을 저장하는 기관이다.
- 췌장은 소화효소인 췌장액과 몸 안의 탄수화물 대사를 조절하는 호르몬인 인슐린과 글루카곤을 분비하는 기관이다.

이 가운데 위는 음식물을 저장하는 장소이며, 위액을 분비하여 화학적으로 분해한 후 십이지장으로 내보낸다. 췌장으로부터 분비되는 췌장액, 담낭으로부터 분비되는 담즙, 그리고 이들 사이에서 분비되는 소화관 호르몬의 협조 작용에 의해 탄수화물, 단백질, 지방의 3대 영양소가 소화되어 소장으로 이동된 후 흡수된다.

대장에서는 소화효소가 분비되지 않아 화학적 소화는 일어나지 않고 주로 수분의 흡수가 일어난다. 소장에서 흡수되지 않고 소장 끝 회장을 넘어 들어온 일부 물질들은 대장의 전반부에 머무는 동안 수분의 흡수가 일어나게 되고, 이어서 대장의 후반부로 이동하게 된다. 대장 후반부 중 골반 내의 결장에 이르러서는 수분이 거의 빠져나가 딱딱한 반고체 상태의 대변이 되어 체외로 내보내게 된다.

이들 소화관은 음식물과 관계가 깊고 음식물이나 소화효소와 늘

접하고 있어 암 발생 빈도가 높은 장기이다.

병리 조직학적인 차이가 주는 중요한 의미

음식물이 체내로 들어오는 입구인 구강에서부터 배출구인 항문에 이르는 소화관은 쭉 연결된 하나의 관으로 굉장히 넓은 면적을 가지고 있다.

구강에서 식도까지, 그리고 직장에서 항문까지는 편평상피세포 (squamous cell)로 덮여 있어 편평상피암(扁平上皮癌)이 발생한다. 이곳은 털이 없는 피부라고 생각하면 된다.

편평상피세포란 이름 그대로 배열된 세포가 납작하며 짧은 막대기 모양의 세포들로 이루어져 있는 집단이다. 편평상피세포는 기저막 위에 한 층 또는 몇 개의 층을 이루어 늘어서 있다.

위에서 대장까지는 선상피세포(glandular epithelium cell)로 이루어져 있어 선암(腺癌, adenoma)이 발생한다. 선구조(腺構造)를 만들어 분비 또는 배설작용을 하는 상피세포 집단이 선상피세포이다. 이 선세포로부터 분비되는 분비액은 위액, 췌장액, 담즙액, 장액처럼 일반적으로 액체로 이루어져 있다.

위암, 간암, 췌장암, 담낭암, 담관암, 신장암, 대장암, 유방암 등 인간에게 발생하는 암의 대부분이 선암이다. 이들 장기의 분비 기능을 수행하는 위선(胃腺), 간선(肝腺), 췌장선(膵臟腺) 등의 외분비선의 상피세포가 암화된 것이어서 조직학적으로 선암이라고 하는 것이다.

피부암, 구강암, 후두암, 인두암, 식도암, 자궁암 등은 편평상피세포가 암화된 것이기 때문에 편평상피암이라 하며, 선암 다음으로 많은 조직형이다.

선암이나 편평상피암은 우리 주변에서 흔히 보는 암들이다. 이들은 모두 상피세포에서 생기는 상피성 암이다. 즉 위암은 위 점막, 대장암은 대장 점막, 폐암은 폐(기관지) 점막의 상피에서 생긴 것이다.

선암과 편평상피암은 암의 대표적인 조직형으로서, 보통 암의 조직형은 이 둘 가운데 어느 한쪽이다. 그러나 폐암처럼 장기에 따라서는 이 양쪽의 조직형 이외에도 소세포암(small cell carcinoma)이나 대세포암(large cell carcinoma)이라고 하는 조직형을 포함하고 있는 것도 있다.

따라서 선암, 편평상피암, 소세포암, 대세포암의 4가지 조직형에 해당되는 암은 모두 폐라고 하는 하나의 장기에서 발생하는 것과 마찬가지이다.

암의 침윤 및 전이의 방식이 저마다 다르고, 치료법이나 예후도 여러 가지이므로 조직학적인 형태의 분류는 매우 중요한 의미를 지닌다. 선암이나 편평상피암이라고 부르는 암종(癌腫) 이외에도 육종(肉腫)이 있다.

정리해보면, 암은 크게 상피세포에서 발생하는 암종과 비상피세포에서 발생하는 육종이 있다. 이것으로 보아 인체의 모든 세포에서 암이 생긴다는 것을 알 수 있다. 인간에게는 암종이 육종보다 압도적으로 많이 발생한다.

우리 인간의 소화관은 신체의 외부 세계와 통하는 입구인 입에서부터 배출구인 항문 사이에 있기에 태어나서 죽을 때까지 늘 음식물이라는 이물질과 접촉할 수밖에 없다.

소화관은 맵고 짠 음식뿐만 아니라 음식물 속의 각종 발암물질, 독성 물질, 술, 세균, 바이러스와 기생충들과 끊임없이 접촉하고 있는 전쟁터이며, 한편으론 이들과 공존하는 장소이기도 하다. 이들과의 싸움 과정에서 염증이나 궤양이 생기며 마지막에는 암이 생겨나기도 한다.

4. 소화기 암의 대명사, 위암

위암은 위에 생기는 악성종양(암)으로 한국인에게 가장 많이 발생하는 암이다. 위암의 빈도가 감소하고 있다고는 하나, 남자의 경우 암 발생 1위를 차지하는 가장 흔한 암일 뿐만 아니라 암 사망률도 1위를 차지하고 있어 국민 보건 차원에서도 중요한 질환이다.

우리나라 암 발병자 중 남녀 전체로 볼 때 10명 가운데 2명 정도가 위암이다. 일본, 한국, 중국 같은 아시아 국가에서 위암 발생이 높으며, 그 밖에 동유럽, 중남미지역, 러시아, 코스타리카에서도 많이 발생한다. 하지만 미국이나 쿠웨이트를 비롯해 중동, 아프리카 지역에서는 적게 발생하는 것으로 보아 인종에 따른 차이도 있다고 여겨진다.

위암은 20세기 초까지만 해도 세계에서 가장 많이 발생하는 암이었다. 그러나 시간이 흐름에 따라 미국을 비롯한 구미 선진국에서는 위암의 발생률이 현저하게 감소하였다.

특히 미국의 경우 1950년대 중반 냉장고의 사용이 보편화되면서 위암 발생률이 현저하게 감소하였다. 이는 신선한 음식의 섭취가 위암 발생을 줄이는 데 어느 정도 기여했다고 여겨진다.

우리나라에서는 위암의 발생이 꾸준히 증가하는 경향을 보이고 있는데, 과연 앞으로는 어떻게 변화할까? 확언할 수는 없으나 이민자의 연구를 통해 추정은 가능하다.

위암의 발생률이 높은 나라에서 낮은 나라로 이민을 간 경우, 이민자들의 위암 발생률은 모국인의 위암 발생률과 거의 변화가 없었다. 하지만 2세들한테서는 위암 발생률이 이민 국가의 발생률과 비슷해진다는 흥미로운 역학 조사 결과가 있다.

예를 들면 미국으로 이민 간 일본인한테서 태어나 미국에서 자란 일본인 2세의 경우 위암 발생률이 일본에서 태어나 일본에서 자란 본토인의 위암 발생률과 비교했을 때 최소 3분의 1 정도가 낮았다. 이는 어린 시절부터 신선한 채소와 샐러드를 섭취하는 식습관, 냉장고의 보급에 따른 신선한 식품의 섭취와 환경 요인 등이 위암 발생을 줄이는 데 중요한 역할을 한다는 것을 보여주고 있다.

우리보다 이민 역사가 긴 일본인 2세의 위암 발생이 감소한 것으로 미루어 보아, 미국으로 이민 간 한국인 2세의 위암 발생률도 앞으로 감소할 것으로 예측할 수 있다. 또한 식생활이 서구화되고 냉장고의 보급이 일반화된 우리나라의 현실로 보건대 앞으로 위암 발생이 점차 감소할 것으로 예측된다.

그러나 앞으로도 위암 발생을 지속적으로 줄이기 위해서는 위암 발생의 주요 원인으로 작용하는 위험 인자를 줄이려는 노력이 생활화되어야 한다.

소금(염분)의 과잉 섭취는 위에 악영향을 준다. 위는 점막이 보호하고 있어 강한 산인 위액도 위벽 세포에 상처를 입히지 못하지만 소금은 점막을 녹여서 위 점막의 손상을 초래할 수 있다. 여기에 자극적인 맵고 짠 음식, 알코올, 담배 연기, 탄 음식, 그 밖에 여러 유해물질이 더해지면 세포가 상처를 입어 염증을 일으키게 된다.

이렇게 손상된 점막이 재생되는 과정에서 돌연변이 세포의 발생률이 증가함에 따라 암세포로 발전할 가능성이 높아진다. 즉 짠 음식에 포함된 소금은 위 점막에 손상을 주어 발암물질의 작용을 도와 암 발생을 높인다. 따라서 소금을 많이 먹는 것은 각종 유해한 물질로부터 세포를 지키는 방어벽을 스스로 무너뜨리는 것과 같다.

실제로 동물실험에서 고농도의 염분은 위 점막의 염증과 위축을 일으키는 것으로 나타났다. 이는 지렁이에게 소금을 뿌리면 소금에게 수분을 빼앗겨 몸부림을 치다가 쪼그라드는 현상과 비슷하다. 이런 일이 위에서도 얼마든지 일어날 수 있다.

고농도의 염분은 암 발생 다단계 과정 중 위염과 위축을 초래하는 암 발생 초기 단계에서 작용하는 것으로 보인다. 냉장고의 보급에 따라 음식을 고농도의 염분에 저장할 필요가 줄어든 점이 위암 발생을 줄였다는 역학 조사가 이를 뒷받침하고 있다.

특히 건조되거나 훈제된 짠 음식, 음식물 첨가제로 사용되는 감미료, 방부제, 향료, 색소 등에는 질산염(nitrate)이 많이 포함되어 있는데, 이를 섭취할 경우 위에서 발암물질인 아질산염(nitrite)으로 변하게 된다.

정상적인 위액은 PH가 1.5~2 정도의 강산성이기 때문에 세균이 증식하지 못한다. 그러나 위축성 위염은 위벽이 위축되어 위산 분비가 적어지는 것이 특징이다. 위산 분비가 감소하여 위 속의 PH가 4.0 이상인 상태로 지속되면 세균의 증식이 가능해진다.

위 속의 세균은 식품 속의 질산염을 아질산염으로 환원시키며, 이 아질산염은 위 내의 아민(amine)이나 아마이드(amide)와 결합하여 니트로소아민(nitrosoamine)이나 니트로소아마이드(nitrosoamide)라는 강력한 발암물질로 변해 위암이 발생하게 된다.

니트로소아민이나 니트로소아마이드를 N-니트로소화합물(N-nitrosocompound)이라고도 부르는데, 이는 단백질이나 지방질을 고열에 가열했을 때 생기는 물질로서 숯같이 검게 딴 부분에 다량 존재하는 각종 이종환식아민(heterocyclic amine)과 더불어 위암을 일으키는 대표적인 암 개시 인자이다.

요리한 음식을 상온에 하루 정도 놓아둘 경우 음식물 중에 있는 질산염이 세균 등의 작용으로 발암물질인 아질산염으로 변화하므로 음식은 냉장고에 보관하는 게 좋다. 음식을 냉장고에 보관하면 음식물 중에 있는 질산염이 아질산염으로 변화되는 것을 막아주어 암 예방에 도움이 된다.

이처럼 음식의 요리법과 보관 방법은 위암과 관련이 있다. 불에 탄 고기나 생선, 자극성이 강한 맵고 짠 음식, 소금에 절이거나 훈제한 음식은 위암 발병을 높이므로 피하는 것이 좋다. 위암의 발병 위험을 낮추는 좋은 음식으로는 신선한 채소와 과일, 비타민 A·C·E 등이 많이 포함된 식품 등을 꼽을 수 있다.

우리나라는 2008년 보건복지가족부가 발표한 '한국인을 위한 식생활 목표'에서 하루 10g 이하의 소금 섭취를 권고하고 있다. 일본은

'건강을 위한 식생활 지침'을 통해 하루 소금 섭취를 10g으로 권고하고 있으며, 미국에서 권고하는 하루 소금 섭취량은 6g이다.

참고로 서양 사람들은 성인 1인당 하루 10g 정도의 소금을 섭취하고 있으며, 우리나라 사람은 성인 1인당 20g 정도의 소금을 섭취하고 있다고 보고되고 있다.

된장국 한 그릇에 1.5g, 인스턴트 라면 한 그릇에 5g 정도의 소금이 들어가기 때문에 하루 6g 내지 10g 이하로 줄이려면 김치도 맑은 물에 한 번 정도 씻어서 먹어야 하고 간장 사용도 적극적으로 줄여야 한다. 물론 한국 사람이 먹기에는 굉장히 싱겁게 느껴져 처음에는 음식을 먹기가 힘들 수도 있다. 하지만 지속적으로 노력하면 차츰 적응이 될 것이다.

소금의 생리학적 하루 필요량은 성인의 경우 3~5g 정도이다. 필자는 독자 여러분의 건강을 위해서 1일 총 소금 섭취량을 6g 이하로 줄일 것을 권하는 바이다. 참고로 현재 세계보건기구(WHO)는 성인의 1일 소금 섭취량을 5g 이하(나트륨 2000mg)로 섭취할 것을 권고하고 있다.

식품 포장재에 나와 있는 영양 표시 성분에는 염분량(소금 양) 대신 나트륨 양이 기재되어 있는 경우가 많다. 소금의 약 40%가 나트륨으로 구성되어 있기 때문에 다음과 같은 계산법을 사용하면 소금 양을 쉽게 구할 수 있다.

나트륨(Na) 양 x 2.54 = 소금(NaCl) 양

무엇보다도 식품을 구입할 때는 영양 표시 성분을 꼼꼼히 확인하여 가능하면 저나트륨 식품을 선택하는 것이 중요하다.

5. 여러 가지 위암 진단 방법

대부분의 위암은 초기에는 특별한 증상을 보이지 않는다. 위암은 위벽의 점막하층을 넘어 근육층 및 그 이상의 단계로 전이가 진행된 위암에 가서야 소화불량, 조기 포만감, 복통, 구토, 토혈 등의 증상이 나타난다.

위암 환자의 예후는 진단 당시 위암이 어느 정도 진행되었는가(병기)에 따라 좌우된다. 즉 암이 얼마나 진행되어서 발견되었느냐에 따라 예후는 크게 달라진다.

위암이 위 점막이나 점막하층에 국한된 조기 위암의 경우 5년 생존율이 90% 이상으로 굉장히 높은 반면, 이미 진행된 위암의 예후는 매우 나쁘다. 따라서 위함 환자의 생존율을 높이려면 조기 발견이 필수적이다.

최근 들어와서 위암의 진단 방법이 많이 개선되어 종래보다 정확하고 환자에게 별 고통 없이 진단을 시행할 수 있게 되었으며 조기 발견하는 경우도 늘고 있다.

환자의 증상과 진찰을 통해 위암이 의심되면 정확한 진단을 위해 상부위장관조영술이나 위내시경검사를 기본적으로 시행한다. 위내시경검사를 할 때는 암이 의심되는 조직을 떼어내 병리학적인 조직검사를 병행하여, 이때 암세포가 발견되면 확진한다.

이어서 위 암세포가 다른 장기로 전이됐는지를 알아보기 위해 컴퓨터단층촬영(CT) 또는 양전자방출단층촬영(PET)을 하게 되는데, 이들 검사를 바탕으로 치료 계획을 세워 수술을 시행하게 된다.

상부위장관조영술(X선 촬영)

상부위장관조영술은 하얀 조영제(바륨)를 경구 투여하여 위 점막을 도포한 후 X선 촬영을 하여 위의 점막을 관찰함으로써 위의 병변을 진단하는 방법이다. 환자가 바륨이 섞인 하얀색 용액을 삼키면 식도, 위 그리고 소장 첫 부분인 십이지장의 X선 사진을 촬영할 수 있다. 과거에는 위를 진단하는 중요한 검사 방법이었다.

위내시경 기구의 발달에 따라 그 역할이 많이 줄어들기는 했으나 수술 전 위 전체를 한눈에 파악할 수 있는 장점이 있고, 수술 시 절제 범위를 결정하는 데 도움이 되어 지금도 많이 사용되고 있다. 또 위내시경검사로 놓치기 쉬운 '보르만(Borrmann) 4형'의 암인 경우 진단에 많은 도움이 된다.

위내시경검사

위내시경검사는 위 내부를 육안으로 관찰하면서 식도 그리고 십이지장의 첫 부분까지 볼 수 있다. 그리고 만일 의심되는 부위가 발견되면 바로 그 자리에서 조직검사를 할 수 있다는 장점이 있다.

이러한 조직검사가 위암의 진단율을 높이는 데 결정적 역할을 하고 있어 조기 위암의 발견에 위내시경의 역할이 매우 크다. 환자들은 위내시경검사가 힘들고 고통이 심하다고 생각하지만, 최근에는 내시경의 굵기도 가늘어지고 수면내시경이 발달하여 잠든 사이에 내시경 시술을 하기 때문에 큰 고통 없이 검사를 받을 수 있다.

그렇다면 위내시경검사는 몇 년 간격으로 검사를 받아야 할까? 이 문제는 조기 위암이 시간이 경과함에 따라 진행성 위암으로 진행한다는 가정하에 만들어진 개념이다.

한편 조기 위암은 진행성 위암과는 별개의 질환이라는 일부의 주장도 있다. 조기 위암은 림프절 전이와 관계없이 위 점막이나 점막하층에 국한된 암을 말한다. 조기 위암이 얼마의 기간을 거쳐서 진행성 위암이 되는지는 아직까지 확실하게 밝혀지지 않았다.

그러나 조기 위암에서 진행성 위암으로 이어지는 자연 경과를 관찰한 최근의 보고에 따르면, 육안으로 진단된 조기 위암이 진행성 위암으로 진행되기까지 평균 기간은 약 44개월로 추정된다. 이러한 결과는 검진의 주기를 2~3년 간격으로 할 수 있다는 것을 암시한다.

그러나 검진 주기가 3년이 넘으면 조기 위암의 발견에 그다지 도움이 되지 않으리라 생각된다. 위암의 조기 발견을 위해 우리나라의 검진 지침서에서는 2년의 검사 주기가 적당하다고 권고하고 있다. 즉 위암 발생률이 높아지는 40세 이상 성인의 경우 별다른 증상이 없어도 2년에 한 번은 상부위장관조영술이나 위내시경검사를 받도록 권고하고 있다.

한편 만약 직계가족 중에 위암 환자가 있거나 위암의 선행 병변인 만성 위축성 위염, 장상피화생이 있다면 1년마다 위내시경검사를 받는 것이 좋다. 또 위장약을 복용해도 한 달 이상 소화불량 증상이 지속되는 경우에는 젊은 나이라 하더라도 위내시경검사를 받아보는 것이 좋다.

위축성 위염이란 위산 분비를 억제시키는 제산제의 복용으로 위 점막이 수축하게 됨으로써, 그로 인해 위 점막이 얇아져 쉽게 염증을 일으키는 상태를 말한다. 위내시경검사를 해보면 위축성 위염일 경우 위 점막이 얇아진 상태이기 때문에 점막 아래로 혈관이 비쳐서 보인다.

위산 분비를 제산제로 억제하면 위 점막은 위축되어버린다. 위 점막이 위축되면 위산 분비가 줄어들어 세균이 번식하기 쉬워져 점막의 염증이 더욱 심화된다. 이러한 위축성 위염은 위암 발병률을 10배 정도 높이는 위암의 전구 병변이다. 위축성 위염이 위암까지 진행되는 데 소요되는 시간은 약 16~24년 정도가 걸린다.

장상피화생이란 위 점막세포가 오랫동안 손상과 재생을 반복하다가 어느 순간 소장이나 대장 점막세포로 대체되는 현상으로서, 위암의 전 단계 병변이다. 발병률은 30대에서 약 10% 정도가 나타나고, 40대에 약 30%, 70대에 약 50%가 발견될 정도로 흔하다.

현재까지 밝혀진 바에 따르면 헬리코박터 파이로리균이 장상피화생을 일으키는 중요한 원인이므로 제균 치료를 받아 장상피화생으로 진행되지 않도록 예방하는 것이 중요하다. 장상피화생은 특별한 증상이 없기 때문에 위내시경검사로만 확인이 가능하다.

복부 초음파검사

우리나라 성인은 지방층이 적고 뱃가죽이 얇아 초음파로 복부 내 장기를 관찰하기가 비교적 수월하고 위암 덩어리도 찾기 쉽다. 소화 불량, 체중 감소 또는 빈혈로 병원을 방문했다가 초음파검사로 위암 덩어리를 찾는 경우도 있다.

특히 말기 위암 환자는 대체로 체격이 마른 경우가 많아 간 전이, 복강 내 전이, 난소 전이 등을 관찰하기가 CT촬영보다 유리하다.

컴퓨터단층촬영(CT)

컴퓨터단층촬영은 인체에 X선을 여러 각도로 투과시켜 복부의 단면 모습을 관찰할 수 있는 검사이다. 위암을 진단하기보다는 위내시경검사로 위암이 확진된 환자인 경우 위암의 병기를 수술 전에 미리 결정하기 위해 주로 시행된다.

컴퓨터단층촬영을 통해 주위 장기로의 전이, 림프절 전이, 간 전이, 복막 전이 같은 원격 전이를 확인할 수 있으므로 위암의 병기 결정에 유용한 검사 방법일 뿐만 아니라 수술 여부를 결정하는 데 도움이 되는 중요한 검사이다.

수술 중에 전이가 발견되면 수술하지 못하고 폐복하는 경우가 있으므로 수술 전에 CT촬영을 통해 전이 여부를 확인함으로써 불필요한 수술을 피할 수 있는 장점이 있다.

양전자방출단층촬영(PET, Positron Emission Tomography)

[18]F-2-fluoro-2-deoxyglucose Positron Emission Tomography(FDG-PET)

최근 암 환자들 가운데 수술 전후에 양전자방출단층촬영(PET) 검사를 많이 하는데, 과연 PET란 무엇일까?

우리 인체의 정상 세포 내에서는 포도당을 분해하는 해당작용(解糖作用, Glycolysis)과 포도당을 합성하는 작용이 균형을 이루고 있으나, 암세포는 포도당을 합성하는 작용보다는 포도당을 분해하는 작용이 더욱 항진된다. 즉 암세포는 정상 세포에 비해 당 대사량이 증가해 있다.

암세포는 세포 증식을 위해 정상 세포보다 많은 에너지를 필요로 하는데, 그 에너지를 포도당을 분해함으로써 얻게 된다. 정상 세포가 이용해야 할 에너지를 암세포가 끌어다가 사용해버리므로 대부분의 암 환자들은 살이 빠지게 된다.

따라서 에너지원으로 쓰이는 포도당 대사가 암세포 주위에서 유난히 많아진다. 다시 말해 암세포는 정상 세포에 비해 해당작용이 매우 항진되어 있다. 이처럼 비정상적인 해당작용이 우리 몸 안에서 일어나는 부위를 포착함으로써 암을 진단하는 방법이 양전자방출단층촬영(PET)이다.

암세포에서는 포도당 대사가 항진되어 FDG 섭취가 증가되는 반면, 양성 종양에서는 세포의 포도당 대사가 증가되어 있지 않으므로 FDG 섭취가 음성으로 나온다.

현재까지 암을 진단하기 위해 사용되고 있는 영상 진단 방법에는 단순 X선 촬영, 초음파, 컴퓨터단층촬영(CT), 자기공명영상(MRI) 등이 있다. 이들 장비들은 암세포가 증식하여 형성된 암 덩어리에 대한 해부학적 영상을 얻을 수 있기 때문에 이미 실체가 드러난 질병을 진단하는 데 쓰이고 있다.

그러나 PET는 이와 다르다. PET는 암세포가 자라 암 덩어리가 형성되기 이전에 암세포에서 일어나는 생화학적인 당 대사의 변화를 측정하여 기능적 영상을 얻을 수 있으므로 기존의 영상 진단 방법보다 암의 조기 진단이 가능하다.

또한 치료 후에는 재발 및 치료 반응을 평가하는 데에도 유리하다. 암 치료에 있어 가장 중요한 것이 조기 진단과 재발을 조기에 발견하는 것인데, PET가 이를 가능하게 해주는 것이다.

PET 검사를 하는 목적을 정리해보면 암의 조기 진단, 재발의 진단, 치료 효과의 예측이다. 항암제 치료 시 PET 검사를 이용하면 치료에 대한 반응을 비교적 조기에 예측할 수 있다.

초음파, CT, MRI 등은 치료 후에 종양의 크기가 감소하는 것으로 치료 효과를 평가하나, 사실상 그 이전에 대사 변화가 먼저 나타난다. 즉 치료 전에 비해 치료 후에 종양에서 포도당 대사가 떨어져 FDG 섭취가 감소하면 치료 효과가 있다는 증거이다.

항암제 치료로 암세포가 죽더라도 이 세포들이 괴사를 일으키기까지는 어느 정도 시간이 필요하므로 항암제 치료 직후에는 CT촬영을 하더라도 형태학적인 변화가 뚜렷하지 않아 치료 효과 유무의 판단이 쉽지 않다.

그러나 PET는 당 대사를 그대로 반영하므로 항암제 치료로 죽은 암세포는 즉시 당 대사가 중지되어 항암제 치료에 반응하는 암은 FDG 섭취가 현저하게 감소한 것으로 나타난다.

따라서 치료 효과의 조기 판정이 가능하므로 특정 항암제에 효과가 없을 경우 일찍 알아내어 불필요한 항암제의 투여를 피하고 새로운 치료 방법을 강구할 수 있다.

위암을 진단받은 환자한테는 진단 후 림프절이나 다른 장기로 전이가 있는지를 확인하여 수술 범위를 결정하기 위해 PET를 이용한다. 또는 치료 후 재발 여부를 판정하기 위해서도 이용된다. 특히 다른 장기로 원격 전이가 일어났는지를 확인하는 데는 다른 검사에 비해 유용할 뿐만 아니라 전이 병소의 당 대사를 영상화하므로 크기와 상관없이 보다 정확한 전이 장소를 찾아낼 수 있다.

그러나 지금까지 이루어진 연구에 의하면 PET에 의한 조기 위암의 발견율은 50% 미만으로, 무증상 환자한테서 위암만을 검진(screening)하기 위해서는 PET 검사를 추천하지 않는다.

의료 진단 기기들은 많은 질병을 조기에 알아내기 위해 빠르게 진화를 거듭하고 있다. 최근에는 몸을 단층촬영해서 이상 부위에 대한 해부학적 영상을 얻을 수 있는 CT촬영 기능에 PET의 기능적 영상을 합친 PET-CT가 개발되어 보다 정확한 영상을 얻을 수 있게 되었다. 그 결과 몸속 어느 부위에서 암세포가 은밀하게 자라고 있는지를 비교적 초기에 찾아냄으로써 예전보다 진단 효율을 높일 수 있게 되었다.

6. 위암이 잘 생기는 곳은
따로 있을까?

위암은 해부학적으로 위 전정부 (gastric antrum)에 약 35%로 가장 많이 발생하고, 위체부(gastric body)에 약 20%, 분문부(cardia)에 약 3.5%, 유문부(pylorus)에 약 2% 의 순으로 발생한다. 즉 위암의 약 3분의 2가 위하부에서 발생한다.

위의 구조

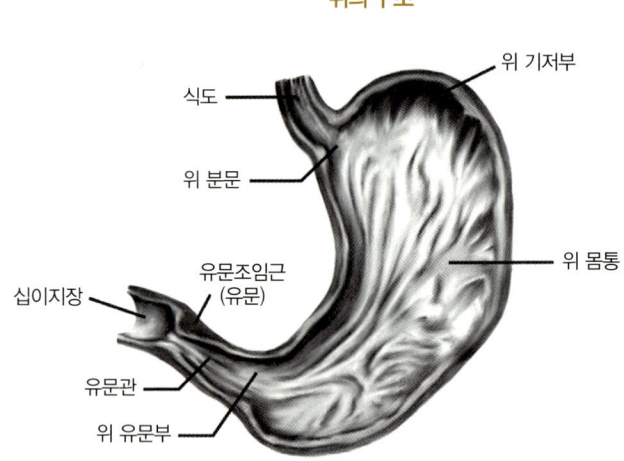

이렇게 발생한 위암은 진행 정도에 따라 각기 다른 증상을 나타낸다. 암의 진행 정도를 '병기'라고 하는데, 암의 침윤 정도, 림프절 전이와 원격 전이에 따라 병기를 구분하게 된다.

암 진단 시 암의 병기는 예후 결정과 치료 방법의 선택에 있어 매우 중요하다. 암의 진행 정도를 매기는 방법으로 미국암연합위원회(AJCC, American Joint Committee on Cancer)에서 모든 종양에 적용할 수 있는 간단한 병기 분류법을 개발하였는데, 이것이 바로 'TNM 병기 분류법'(TNM Cancer Classification)이다.

이 분류법에 따르면, 처음 발생한 원발 종양(T)은 서서히 그 크기가 증가하면서 주변 림프절(N)로 퍼지게 되고 마침내 원격 전이(M)가 일어나게 된다는 종양의 자연력을 고려하여 고안된 방법이다.

TNM 병기 분류법은 원발 종양의 위벽 침윤도(T), 림프절 전이 정도(N), 간, 복막, 폐 등 타 장기로의 전이 여부(M)를 종합하여 숫자로 표기함으로써 병기를 정한다. 특히 림프절 전이를 중시한 것이 이 분류법의 특징이며 숫자가 클수록 진행된 정도가 높은 암을 의미한다.

이 분류법은 암 치료가 시작되기 전 암의 침범 범위를 파악하는 데 이용되는 방법으로, 임상적 예후와 일치도가 높아 임상에서 널리 이용되고 있다. 일반적으로 진행된 병기일수록 예후가 나쁘다.

그러나 TNM 병기 분류법에는 특정 암의 생물학적 특성이나 악성 유무 등은 포함되어 있지 않으므로 이 분류법에 의해 진행된 경우라 하더라도 예후가 나쁠 것으로 미리 짐작하고 포기해서는 안 된다.

원발암(Primary Tumor)의 침범 정도(T)

'T'는 원발암이 위벽을 어느 정도 깊이 침범했느냐를 나타내는 것으로, 'Tumor'의 첫 글자인 'T'를 따서 표기한 것이다. 구체적으로 다음과 같이 표시한다.

- TX : 원발암의 침윤 정도를 알 수 없는 암
- T0 : 원발암의 증거가 없음
- Tis(상피 내 암, carcinoma in situ) : 종양이 점막의 상피층에만 국한되어 있고 고유층(lamina propria)은 침범하지 않음
- T1 : 종양이 점막의 고유층 또는 점막하층(submucosa)까지 침윤한 암
- T2 : 종양이 고유근육층(muscularis propria) 또는 장막하층(subserosa)까지 침윤한 암
- T3 : 종양이 장막에는 침윤했으나 주위 장기에는 침윤이 없는 암
- T4 : 종양이 장막층을 뚫고 나가서 주위 장기까지 침윤한 암

과거에는 위와 같이 세분하였는데 현재는 T병기를 T1에서 T4까지만 분류한다. T1은 위암 침윤이 점막과 점막하층에만 국한되어 있는 경우이고, T2는 위암이 근육층을 침범하여 장막 내에 국한되어 있는 경우이며, T3은 위암이 장막 침윤은 있으나 주변 장기로 침습한 흔적은 없는 경우, T4는 위암이 주변 장기로 침습이 있는 경우로 정의한다.

림프절 전이(Lymph Node Involvement, N)

림프절 전이를 의미하는 'N'은 암이 발생한 장기 주변의 림프절 가운데 얼마나 많은 림프절에 암세포가 전이되었는가를 나타내주는 것으로, 림프절을 의미하는 'Lymph Node'에서 'Node'의 첫 글자인 'N'을 따서 표기한 것이다.

면역에 관여하는 주된 세포는 백혈구인데, 그중에서도 림프구가 중요한 역할을 한다. 혈관 내를 흐르는 혈액이 모세혈관을 빠져나왔다가 다시 모세혈관으로 재흡수되는 과정에서 그 일부가 림프관으로 이동하게 된다.

림프관을 흐르는 림프액은 물과 림프구 등으로 구성되어 있으며, 림프액은 림프관을 따라 전신을 돌다가 림프관 사이에 둥근 결절들을 만드는데, 바로 이 결절들이 림프절이다.

이들 림프절은 세균이나 바이러스가 체내에 들어왔을 때 림프구를 분열·증식시켜 외부에서 침입한 세균을 공격하는 역할을 한다. 그래서 림프절이 감염되면 목 주위나 서혜부(鼠蹊部) 림프절 등이 부어서 통증을 느끼게 된다.

이 림프절은 우리 사회의 치안을 담당하는 경찰관과 같은 조직으로, 우리 몸 구석구석에 분포되어 있으며 우리 체내에서 일차적인 면역 기능을 담당한다. 목 부위에는 경부 림프절, 겨드랑이에는 액와 림프절, 서혜부에는 서혜부 림프절, 그리고 각 장기 주위에는 국소 림프절 등이 분포해 있다.

이처럼 위 주위에는 수많은 림프절들이 분포되어 있다. 그 림프절들이 모여 있는 위치에 따라 각각 번호를 붙여 18개로 나누고, 또 위를 상·중·하부로 나누어 암이 발생한 위치에 따라 림프절을 3군으로 분류한다.

암이 발생한 위치에 따라 수술 시 제거해야 하는 림프절 그룹의 종류도 달라진다. 위암은 림프관을 따라서 림프절로 잘 전이되기 때문에 수술 시 주변의 림프절들을 함께 제거해야 한다.

수술로 제거한 림프절들을 조사하여 암세포의 침윤 여부를 확인하는데, 암세포가 침윤한 림프절의 수가 많을수록 진행이 많이 된 암이라는 것을 의미한다. 따라서 전이된 림프절이 많을수록 예후에 나쁜 영향을 미치게 된다. 특히 15번이 넘는 N3군(group) 림프절의 침범은 원격 전이로 분류한다.

- NX : 영역 림프절 전이 유무를 알 수 없음
- N0 : 영역 림프절 전이가 없음
- N1 : 1~6개의 영역 림프절 전이가 있음
- N2 : 7~15개의 영역 림프절 전이가 있음
- N3 : 16개 이상의 영역 림프절 전이가 있음

과거에는 위와 같이 세분화했는데, 현재는 N병기(림프절 전이)를 해부학적인 위치에 관계없이 국소 림프절에 전이된 림프절 수에 따라 N0에서 N3까지 분류한다. N0은 림프절 전이가 없을 때, N1은 전이된 국소 림프절의 수가 6개 이하일 때, N2는 전이된 국소 림프절의 수가 7개 이상에서 15개 이하일 때, N3은 전이된 림프절의 수가 16개 이상일 때로 분류한다.

원격 전이(Distant Metastasis, M)

'M'은 원발 병소에서 멀리 떨어져 있는 장기에 암이 전이된 원격 전이가 있느냐 없느냐를 나타내는 것으로, 전이(Metastasis)의 첫 글자인 'M'을 따서 표기한 것이다.

- MX : 원격 전이 여부를 알 수 없음
- M0 : 원격 전이가 없음
- M1 : 원격 전이가 있음(대동맥 주위, 췌장 후부 및 장간막 림프절 포함)

원격 전이의 여부는 원격 전이가 없을 때는 M0, 원격 전이가 있으면 M1로 표기한다.

이러한 TNM 분류에 따라 병기를 0병기(stage 0), 1병기(stage Ⅰ), 2병기(stage Ⅱ), 3병기(stage Ⅲ), 4병기(stage Ⅳ)로 구분한다.

수술 결과(Surgical Result, R)

여기에 추가로 수술 결과를 나타내는 'R' 병기가 있다. 이는 원발 병소(암)가 수술로 깨끗이 제거되었는지의 유무를 나타내는 것으로, 병기 결정에는 포함되지 않지만 추가 치료를 결정하는 데 도움이 된다. 즉 병기를 결정할 때는 TNM만 사용된다.

- R0 : 잔류 암이 없음
- R1 : 현미경적으로 잔류 암이 확인됨
- R2 : 육안으로 잔류 암이 확인됨

참고로 Tis로 표기되는 상피 내 암(carcinoma in situ)이란 형태적으로는 암세포와 동일하게 보이는 세포들이 그 조직의 상피 기저막을 뚫지 않고 상피 내에만 머물러 있는 경우를 말한다.

상피 내 암은 자궁 경부에서 전형적으로 볼 수 있으며, 그 밖에 소화기, 호흡기 등에서도 볼 수 있다. 자궁 경부의 상피 내 암은 10~15년 후에 암으로 자연 이행하는 경향이 있어 전형적인 전암성 병변으로 알려져 있기는 하나, 때로는 정상 조직으로 되돌아가는 경우도 있다.

조기 위암과 진행성 위암

조기 위암이란 1962년 일본 내시경학회에서 육안 분류에 따라 정의한 용어로, 림프절 전이나 혈관 침범 여부에 관계없이 암세포가 위의 점막층이나 점막하층에만 국한되어 있는 암이다.

조기 위암이 중요한 이유는 일반적으로 진행성 위암은 수술 후 5년 생존율이 20~30%인 반면 조기 위암의 5년 생존율은 90% 이상으로 월등히 뛰어나기 때문이다. 위암은 병기에 따라 치료법과 예후 예측에 차이가 있기 때문에 위암 진단 시 병기 진단을 함께 한다.

이 병기에서 위암 초기란 보통 0기를 비롯하여 1A기와 1B기를 말

TNM 병기 분류법에 따른 병기와 예후

병기(stage)	TNM 분류			5년 생존률
0기	Tis	N0	M0	100%
1A기	T1	N0	M0	95%
1B기	T1	N1	M0	80%
	T2	N0	M0	
2기	T1	N2	M0	70%
	T2	N1	M0	
	T3	N0	M0	
3A기	T2	N2	M0	50%
	T3	N1	M0	
	T4	N0	M0	
3B기	T3	N2	M0	30%
4기	T4	N1	M0	10%
	T1	N3	M0	
	T2	N3	M0	
	T3	N3	M0	
	T4	N3	M0	
	T4	N3	M0	
	모든 T	모든 N	M1	

하는데, 이를 TNM 분류법으로 표시하자면 T1에 해당되며, 모든 N 과 M이 다 해당되는 위암이라고 할 수 있다. 즉 전이 유무와 관계없이 암세포가 위의 점막이나 점막하층에만 국한되면 조기 위암이라는 뜻이다. 이것이 현재 사용되고 있는 조기 위암의 정의이다. 반면 위의 근육층 이상을 침범한 경우를 진행성 위암이라고 한다.

하지만 조기 위암을 이와 같이 정의할 경우 문제점은 없을까?

일본 내시경학회에서 정한 조기 위암의 정의 자체는 원발 병소인 위의 어느 부위까지 침범했느냐를 기준으로 만든 것이기 때문에 림프절 전이나 혈관 침범 유무와는 관계가 없다. 즉 조기 위암이라 하더라도 주위 림프절 전이나 혈관 침범이 있을 수 있어 그러한 경우에는 예후가 나쁠 수 있다.

조기 위암 중 점막암은 대개 림프절 전이가 거의 없기 때문에 문제가 되지 않는다. 그러나 점막하층까지 침윤한 점막하 암은 림프절 전이가 없는 경우와 전이가 있는 경우로 구분되고, 같은 점막하 암이라 해도 림프절 전이가 있는 경우는 림프절 전이가 없는 경우에 비해 5년 생존율이 낮아진다.

그럼에도 일본 내시경학회에서 정한 조기 위암의 정의에 의하면 주변 림프절로의 전이에 관해서는 언급이 없다. 즉 조기 위암에서 조기라는 말은 암의 진행 과정에서 시작 단계를 의미하는 것이 아님을 알 수 있다. 정의에 따라 조기 위암이라고 하더라도 경우에 따라 암이 발생 당시 이미 전이를 일으킨 경우에는 진행 암이 될 수도 있다.

따라서 일본 내시경학회에서 정한 조기 위암과 TNM 분류법에 따른 진행성 위암은 따로 구분해야 할 것으로 생각된다. 또한 위내시경이나 육안으로는 암세포가 주변 림프절로 전이했는지 유무를 알 수 없고 점막하 암에서 주변 림프절로의 전이 유무에 따라 5년 생존율이 달라지므로 이 부분은 보완이 필요할 것으로 여겨진다.

예를 들어 TNM 분류법에 따른 병기 결정을 한번 살펴보도록 하자. 만약 위암 수술 후에 결과가 T3N1M0로 나왔다면 암 몇 기일까?

이는 암세포가 장막에 침윤은 있으나 주위 장기에는 침윤이 없고, 위 주위의 림프절은 1~6개를 침범했으며, 원격 전이는 없음을 의미한다. 따라서 이 환자의 위암 병기는 3A기로, 수술 후 5년 생존율은 50% 정도가 될 것으로 예상할 수 있다.

앞에서 살펴본 표에 따르면 위암의 병기가 3기를 넘어서면서부터 5년 생존율이 50% 이하로 급격히 감소하는 것을 알 수 있다. 만약 좀 더 일찍 발견하여 수술을 받았다면 그만큼 좋은 결과를 기대할 수도 있다는 이야기인데, 안타깝게도 조기 위암으로 발견되는 경우는 전체의 10~20%밖에 되지 않고, 대다수의 위암 환자가 3기가 넘어서 발견된다.

그러나 요즘은 내시경 기기와 진단 기술의 발달로 인해 조기 위암의 진단율이 점점 높아지는 추세에 있다.

진행성 위암이란 고유근육층 및 그보다 더 깊은 곳까지 암이 침윤한 것을 말한다. 진행성 위암은 1926년 보르만(Borrmann)에 의해 제시된 '보르만 4형 분류법'이 주로 사용된다.

- 보르만 I 진행 암은 용종형으로, 위의 내강에 용종이 융기되어 주위와 경계가 명확히 구분된다.
- 보르만 II 진행 암은 궤양형으로, 주위가 두드러져 있고 가운데가 분화구처럼 궤양이 형성되어 있는 암이다. 간혹 활동기의 큰 양성 궤양과 구별이 어려울 때가 있다.
- 보르만 III 진행 암은 궤양 침윤형으로, 암성 궤양과 더불어 그 주위에 광범위하게 암이 침윤해 있는 형태이다.
- 보르만 IV 진행 암은 침윤형으로, 융기나 궤양이 없고 위벽 전체에 암 침윤이 광범위하게 파급되어 있으며 표면은 거의 정상 점막으로 덮여 있다. 한편 위내시경검사에서 종종 놓치는 경우가 있어 발견이 늦어지기도 한다.

7. 위암 치료의 현주소

암의 치료 방법으로는 수술, 항암제, 면역요법, 방사선요법 등이 있으나, 일반적으로 위암은 항암제나 방사선치료가 잘 듣지 않기 때문에 수술을 통한 근치적 절제만이 완치를 기대할 수 있는 유일한 방법이다.

근치 수술의 원칙은 잔류 암을 남기지 않는 것이므로 근치를 위해서는 암이 발생한 원발부의 암을 절제해야 한다. 위암은 림프절을 따라 암세포가 퍼져나가므로 주변의 림프절도 최대한 깨끗이 제거해야 한다.

위암 수술은 1881년 독일의 테오도르 빌로스(Theodor Billroth) 교수가 처음으로 시도하였다. 빌로스에 의해 위암 환자의 개복 위절제술 및 위십이지장 문합술이 성공적으로 시행되었는데, 그 이후 이 수술 방법은 현재까지도 가장 보편적으로 시행되고 있다.

이 수술은 조기 위암이나 간, 난소 또는 복막 전이 같은 원격 전이나 대동맥 주위 림프절 전이가 없는 진행성 위암 등에서 완치를 목적으로 시행한다. 수술 방법은 암을 포함한 위와 주위 림프절을 제거하며, 원위부 위아전절제술(胃亞全切除術, subtotal gastrectomy) 또는 위전절제술(胃全切除術, total gastrectomy)을 하게 된다.

위의 절제 정도는 위암의 위치와 암의 크기에 따라서 결정된다. 암이 하부(유문부 또는 전정부)에 위치한 경우에는 위 상부의 일부를 남기고 위의 3분의 2 정도를 절제하는 위아전절제술을 시행한다. 암이 위의 상부에 위치하거나 위 전체에 걸쳐 있을 경우에는 위 전체를 절제하는 위전절제술을 시행한다.

위아전절제술에는 두 가지 방법이 있다. 수술 후 남은 위를 십이지장과 연결해주는 위십이지장 문합술(Gastroduodenostomy, Billroth I anastomosis)과, 남은 위와 소장 윗부분의 공장을 연결해주는 위공장 문합술(Gastrojejunostomy, Billroth II anastomosis)이 바로 그것이다. 위를 절제하고 남은 위와 장의 문을 이어서 합해준다 해서 문합이라고 한다.

위암의 발생 위치에 따른 절제술과 재건법

절제술	병소 위치	절제술 후 재건법
유문부 측 절제술 Billroth I		식도 / 남은 위 / 십이지장
분문부 측 절제술 Billroth II		
위전 절제술		식도

위암의 70%가 위의 하부에 생기므로 위의 3분의 2 정도를 절제하는 위아전절제술이 가장 흔한 위암 수술 방법이다. 이 수술 후에는 위의 일부가 남고, 남은 부분이 십이지장이나 공장 부위에 연결(문합)되므로 위의 생리적 소화 기능이 보존되고 수술 후 합병증도 적다. 한편 위전절제술 후에는 위 전부가 제거되므로 이때는 식도와 소장 부위의 공장을 직접 연결한다.

이처럼 위암 수술 방법에서 위의 일부만 남기거나 모두 절제하는 것은 암의 진행 정도보다는 암의 위치가 많은 영향을 미친다. 즉 초기 단계의 위암일지라도 암이 위의 상부에 있으면 위를 모두 잘라내게 된다. 그렇지만 위의 하부에 있더라도 절제 단면으로부터 안전거리를 확보하지 못한 경우에는 위전절제술을 시행하게 된다.

식도와 위장은 해부학적으로 구조가 다르기 때문에 위를 모두 절제한 후 식도와 소장을 연결하는 수술은, 위의 일부를 절제하고 남은 위와 소장을 연결하는 수술에 비해 기술적으로 어렵고 장과 이음새 부위가 잘 아물지 않아 장 내용물의 누출로 인한 합병증이 생길 수도 있다. 또 남은 위가 없기 때문에 위의 본래 기능을 많이 잃게 되는 등 생리적 기능의 손상이 크다.

위암 수술을 포함하여 모든 암 수술의 기본 원칙은 수술이 안전하고 근치적이어야 하며 수술 후에는 장기의 기능을 보존함으로써 삶의 질을 유지할 수 있도록 해야 한다. 특히 위암 수술 후에는 식생활 및 영양 섭취에 되도록이면 문제가 없게끔 하는 것을 목표로 둔다.

그러나 암세포를 뿌리 뽑겠다고 필요 이상으로 위를 잘라내는 등 수술 범위를 확대하다 보면 신체 기능이 저하되거나 수술 후 합병증으로 영양 불균형을 초래할 수 있다. 반면 안전성에 치우치다 보면 근치도가 떨어져 수술 후 재발의 위험이 커진다.

따라서 수술하는 의사는 위암의 진행 정도, 환자의 몸 상태 등을 고려하여 위 절제 범위와 주위 장기나 림프절의 절제 범위를 결정하게 되며, 이에 따라 수술 후 생활에 큰 지장이 없도록 합리적인 수준에서 최적의 수술을 시행하게 된다.

수술이 불가능한 환자 또는 수술은 하였으나 완전한 절제가 불가능한 환자의 치료를 위해 방사선이 이용되고 있기는 하나, 위암은 방사선에 저항성을 지니는 암이기 때문에 수술 후에는 일반적으로 방사선치료를 시행하지 않는다. 다만 환자의 통증 조절 등 꼭 필요한 경우에 한해 사용한다.

위암 수술의 세 가지 기본 원칙

첫째, 암세포의 침윤을 예상하여 눈에 보이는 암 덩어리만 제거하는 것이 아니라 암 덩어리 경계부에서 2cm 내지 5cm 이상의 충분한 여유를 두고 절제한다. 암세포가 주변에 침윤되어 있을 수도 있기 때문이다.

이때 제거된 위 조직을 수술 도중에 병리과에 냉동절편 조직검사를 의뢰하여 양쪽 절단면에 암세포의 침윤이 없음을 확인한 후 수술을 진행하게 된다. 만일 이 검사에서 암세포가 있다고 확인되면 절제 범위를 더 넓혀 추가적인 수술을 하게 된다.

육안으로 충분히 절제를 했고 수술 중에 시행한 동결절편검사에서 암세포가 검출되지 않았다 하더라도 수술 후에 조직검사 결과 위 절제 면에서 암세포가 검출되면 예후에 나쁜 영향을 미칠 수 있으므로 간혹 재수술을 하는 경우도 있다.

둘째, 위암은 림프절을 따라 전이하는 경우가 가장 흔하기 때문에 위만 절제하는 것이 아니라 주위의 림프절을 함께 절제한다. 완치율을 높이기 위해서는 암이 전이된 범위보다 적어도 한 단계 더 림프절 절제를 시행한다.

셋째, 모든 절제 조직을 한 덩어리로 제거하는 것이 중요하다. 수술 중에 암세포가 떨어져나가는 것을 방지하기 위해서는 림프절, 위 주위 혈관, 대망 등을 가장자리부터 박리하여 함께 떼어내는 것이 중요하다.

조기 위암의 외과적 치료

1980년대까지만 하더라도 조기 위암의 치료는 외과적 수술이 원칙이었다. 현재 위암의 치료 방법은 마취를 한 뒤 개복 상태에서 위의 70~100%를 절제하는 것으로, 수술 결과는 매우 좋으나 수술 후에 소화 장애와 음식 섭취에 지장을 초래하는 단점이 있다. 따라서 수술을 하지 않고도 암을 완치시킬 수 있으면서 삶의 질을 유지할 수 있다면 매우 의미 있는 치료가 될 것이다.

이러한 관점에서 시도되고 있는 방법이 내시경치료이다. 내시경으로 위암을 치료하는 방법을 내시경 점막절제술(EMR, Endoscopic Mucosal Resection)이라고 한다. 내시경을 통해 위 점막에 생긴 암 조직을 제거하는 내시경 점막절제술이 조기 위암의 근치적 치료법으로 많이 시술되고 있는데, 이는 1969년 일본의 츠네오카(常岡) 등이 내시경을 통해 올가미로 제거한 것이 그 시초이다.

내시경 점막절제술은 위암 병변 바로 아래 부분에 생리 식염수를 주사하여 위 점막을 부풀려 점막과 그 이하의 조직을 분리함으로써 병변이 있는 점막을 잘라내는 시술법이다. 내시경 점막절제술이 근치적 시술이 되기 위해서는 림프절 전이나 원격 전이가 없어야 하며,

내시경 점막절제술

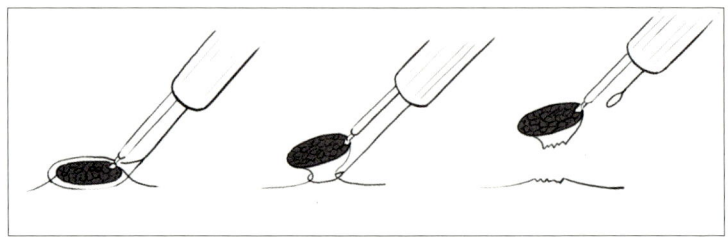

침윤의 깊이가 내시경 점막절제술로 완전 절제가 가능해야 한다.

이러한 내시경 시술은 수술을 한 것과 마찬가지로 완치가 가능하며 환자가 정상적인 위를 가지고 생활할 수 있다는 장점이 있다. 내시경 시술은 위의 기능을 보존하여 삶의 질을 높이기 위한 최소한의 침습 수술이지만, 모든 병변이 내시경 치료의 적응증이 될 수는 없다.

이를테면 이론적으로 암이 점막 내에만 국한되어 있는 점막암이어야 하고, 림프절 전이가 없어 국소적으로 근치가 가능한 조기 위암 환자가 그 대상이 된다. 내시경 점막절제술의 대상은 림프절 전이가 없는 조기 위암이므로 이 수술을 하기 위해서는 수술 전에 암의 침윤 범위에 대한 정확한 진단이 선행되어야 한다.

과거에는 시술 전에 위벽 침윤도 및 림프절 전이 여부를 내시경만으로 정확히 진단하기가 어려웠으나, 컴퓨터단층촬영(CT)과 내시경에 초음파를 접목한 초음파 내시경의 발달 그리고 양전자방출단층촬영(PET) 등으로 조기 위암에서 림프절 전이 여부와 위벽 침윤 정도를 80% 이상 정확하게 파악하는 것이 가능해졌다.

조기 위암에서 림프절 전이 여부를 알아보기 위해 수술 후에 조직을 분석한 연구 결과에 따르면, 점막암의 경우는 약 5%, 점막하층을 침범한 조기 위암의 경우는 약 20%에서 림프절 전이가 나타나는 것으로 보고되었다.

림프절 전이가 이루어지지 않아 내시경 치료로 근치가 가능한 조기 위암 적응증은 점막에 국한된 암으로, 융기형은 2cm 이하, 함몰형은 1cm 이하의 경우이다.

최근 들어 조기 위암에 대한 내시경 치료 사례가 축적되면서 3cm 이하의 점막암에 대해서도 내시경 치료를 확대하자는 견해도 있으나, 타당성 검토가 이루어지지 않아 아직은 치료 원칙으로 정립되지는 않은 상태이다.

이처럼 내시경 기기의 발전으로 림프절 전이가 없는 아주 작은 크기의 위암을 조기 발견하는 것이 가능해졌고, 이에 따라 위의 기능을 보존하고 삶의 질을 높이기 위해 내시경 수술로 치료받는 위암 환자도 점차 늘어나게 되었다.

이와 함께 최근에는 내시경 시술의 결과가 축적되고 내시경 점막절제술을 보다 광범위하게 시행할 수 있는 도구들이 개발되어 점막하층을 직접 절개 및 박리함으로써 병변을 제거하는 내시경 점막하박리술(ESD, Endoscopic Incision and Submucosal Dissection)이 내시경 점막절제술의 한 방법으로 널리 사용되고 있다. 그리하여 이제는 내시경에 의한 위암 치료가 조기 위암의 중요한 근치적 치료 방법으로 자리를 잡게 되었다.

내시경 점막절제술 후 절제한 조직을 회수하여 만든 절제 표본의 병리검사 결과 절제 면에 암세포가 있거나 암의 침윤 깊이가 절제 조직의 깊이에 이르렀다면 완전 절제가 실패한 것이므로 근치적 위절제술을 받아야 한다. 또한 수술 후에는 재발 및 새로운 암의 발생 여부를 확인하기 위해 추적 위내시경검사를 정기적으로 받아야 한다.

최근 암 치료 과정에서 변화가 생긴 점은 환자의 삶의 질을 중시하여 기능 보존 축소 수술이 많이 도입되고 있다는 점이다. 최근 많이 시행되고 있는 내시경 점막절제술은 최소 침습적이고 기능을 최대한 보존하는 치료법으로 삶의 질 개선을 위해 큰 공헌을 하고 있다.

다시 말해 위암 초기일 경우에는 내시경을 통한 점막절제술로 치료하지만, 2기 이상이면 림프절로 전이되는 위암 특성상 림프절과 위를 함께 절제한다.

원격 전이가 없는 진행 위암의 외과적 치료

진행 위암의 치료 목표는 완치보다는 생존율을 향상시키는 것이다. 원격 전이가 없는 위암 수술에서 위 절제 범위, 림프절 절제 범위, 주위 장기의 절제 유무, 위 절제 후 재건 방법 등은 수술 후 합병증 발생이나 예후에 커다란 영향을 미친다. 일반적으로 위의 상부에 생긴 위암은 위전절제술, 하부에 생긴 위암은 위아전절제술을 시행한다.

근치를 위해서는 위 절제 시 암이 있는 병변으로부터 충분한 절제면을 확보해야 하며, 양측 절단면에 암세포가 없음을 냉동절편 조직검사로 확인해야 한다. 그런 다음 위암이 위치하는 부위에 따라 제거할 림프절의 군(Group)을 확인한 뒤에 이보다 확대해서 충분히 제거해야 한다.

하지만 완치율을 높이기 위해 수술 범위를 넓히다 보면 수술 후에 삶의 질이 떨어지는 단점이 있다. 따라서 완치율도 높이고 식생활 및 영양 섭취에 지장이 없도록 두 가지 측면을 모두 만족시키기에는 많은 어려움이 따른다. 현재로서는 조기 위암에서는 수술 후 삶의 질을 고려하고, 진행 암에서는 완치율을 높이기 위해 수술하는 것을 목표로 두고 있다.

위암의 예후

암의 진행 정도를 병기라 하는데, 암은 병기에 따라 치료 방법과 예후가 각각 다르다. 일반적으로 위암은 병기, 즉 암세포의 위벽 침윤 정도, 주변 림프절 전이와 원격 전이에 따라 5년 생존율에 차이가 있다. 이처럼 병기는 치료의 계획을 세우고 예후를 예측하는 데 도움이 되기 때문에 위암 진단 시 병기 진단을 병행하게 된다.

병기 진단을 위해 수술 전에 여러 검사를 하고 있지만, 수술이 끝날 때까지는 정확한 병기를 알 수 없고 수술 시 병변 부근의 림프절과 복부의 다른 부위의 조직을 채취하여 검사해야만 정확한 병기를 알 수 있다.

위암은 전이된 림프절의 개수가 예후를 가장 잘 반영하는데, 최소 15개 이상의 림프절을 검사해야 더욱 확실한 예후를 반영하는 것으로 알려져 있다.

위암 환자의 수술 후 5년 생존율을 보면 조기 위암이나 1기 위암은 생존율이 95% 이상이며, 2기는 약 70%, 3기는 약 30~50%를 보인다. 그리고 4기는 13%로 현저히 떨어진다. 전체적으로 볼 때 근치적 위절제술을 시행하면 약 60% 이상이 치유를 보이는 것으로 나타난다.

무엇보다도 근치적 절제 여부가 암 환자의 예후에 가장 중요한 인자이다. 암 치료의 성공과 암 환자의 생존율 향상을 위해서는 외과적으로 완전한 절제가 이루어졌느냐 하는 점이 가장 중요하다. 그렇다면 어떤 경우에 근치적 절제라고 할 수 있을까?

근치적 절제가 되려면 원발 부위로부터 멀리 떨어진 장기로의 전이, 즉 원격 전이가 없어야 한다. 원격 전이가 없는 환자에게서 잔류 암이 남아 있지 않고 암의 제거가 완벽히 이루어진 경우를 근치적 절제라 한다.

예를 들어 위벽이 침윤되고 림프절이 전이된 4기 위암이라 하더라도 원격 전이가 없는 경우에는 암 주위의 건강한 조직과 림프절을 포함하여 광범위한 절제를 함으로써 근치적 절제가 가능하다. 이런 점 때문에 암 수술은 생각보다 더 큰 수술이 될 수 있고 시간도 오래 걸리게 된다.

위암의 항암 치료

위암에서 항암제를 사용하는 경우는 수술 후 보조 항암요법, 수술 전 선행 항암요법, 고식적 항암요법, 복강 내 항암요법 등으로 나눌 수 있다.

간혹 환자들은 항암제의 부작용이 두려워서 항암제 치료 받기를 꺼리는 경우가 있다. 수술 후에 보조 항암 치료를 할 것인가, 말 것인가 하는 문제는 위암 환자가 가장 많이 고민하는 부분이다.

수술 후 보조 항암요법을 시행하는 목적은 수술로 종양을 제거한 후에 혹시 남아 있을지도 모르는 미세 잔류 암을 제거하여 재발을 방지하기 위함이다. 수술로 종양을 완전히 제거한 경우에도 반수 이상이 결국 재발하므로 위암 치료에는 수술 후에 항암 치료가 중요한 역할을 한다.

수술 후에 보조 항암요법을 시행한 경우가 보조 항암요법을 하지 않은 경우보다 재발률이 낮다. 그렇지만 효과를 보지 못하는 경우도 있다. 앞으로는 분자생물학적 특징별로 보조 항암 치료가 필요한 환자와 필요 없는 환자를 가려내는 작업이 선행되어야 할 것이다. 하지만 현재까지는 수술 후에 보조 항암 치료를 하는 것이 옳다.

사실상 암세포는 정상 세포에서 비롯된 것이기 때문에 세포 구조나 분열 증식이 정상 세포와 동일하여 항암제는 정상 세포와 암세포를 구별하지 못한다. 그러므로 항암제는 암세포만을 선택적으로 공격하지 못하고 정상 세포도 함께 공격한다. 항암제는 빨리 자라는 세포들을 공격하도록 만들어졌다. 왜냐하면 암세포는 정상 세포보다 분열과 증식이 빨리 일어나기 때문이다.

그런데 우리 인체의 정상 세포 중에는 분열과 증식이 빠른 세포들이 있어 항암제에 의해 치명적인 손상을 받기도 한다. 이를테면 머리카락 세포, 구강을 포함한 위장관 상피세포, 골수의 조혈세포 그리고 정자나 난자 같은 생식세포들이다. 그 때문에 이들이 손상을 받아 탈모, 오심(메스꺼움), 구토, 백혈구 감소, 혈소판 감소, 빈혈, 불임 등 여러 부작용이 나타나는 것이다.

한편 항암제의 종류에 따라 부작용이 다를 수 있다. 대체로 5-FU(5-플루오로우라실)는 구내염, 오심, 구토, 설사, 식욕부진과 탈모를 유발하는 것으로 알려져 있다. 또 카페시타빈(젤로다)은 5-FU와 비슷한 부작용 외에도 수족구 증후군(손과 발이 검게 착색되고 벗겨지는 등의 피부 변화)을 유발한다. 옥살리플라틴은 오심, 구토, 설사, 입술 주변이나 사지 말단의 일시적 감각 이상 같은 부작용이 나타난다.

이들 부작용은 몇 년 또는 영구히 지속되는 경우도 있으나 항암치료를 중단하고 시간이 지나면 대부분 없어진다.

항암제 치료 효과

수술 후 보조 항암요법은 수술 상처가 회복되고 전신 상태가 회복되는 시점을 고려하여 통상 수술 2~3주 후에 시작하는 것이 보통이다. 항암 치료의 기간은 통상 6개월에서 2년까지이며, 3~4주 간격으로 6주기(cycle)를 시행한다.

수술 전 선행 항암요법의 목적은 수술로 완전 절제가 불가능할 경우 수술 전에 항암제를 사용하여 종양 크기를 줄임으로써 완전 절제를 가능하게 하기 위함이다. 그러나 치료 도중에 병이 진행하거나 항암제 독성으로 항암 치료 자체를 견디지 못할 것에 대한 염려 때문에 선행 항암요법이 보편화되지 못하고 있다.

고식적 항암요법은 진단 당시 이미 다른 장기로 전이가 이루어져 수술이 불가능할 경우 생존 기간을 연장하기 위해 시행한다. 그러나 아직까지 표준 요법으로 인정되고 있는 약제가 없는 실정이다.

현재까지 위암의 치료에 활발하게 이용되는 항암제 종류에는 5-FU(5-플루오로우라실), 안트라사이클린 계열(doxorubicin, epirubicin), 탁산 계열(paclitaxel, docetaxel), 이리노테칸(Irinotecan), 백금계 항암제(cisplatin, oxaliplatin), 미토마이신(mitomycin-C) 등이 있다.

최근에 새로이 개발된 플루오로피리미딘(fluoropyrimidine) 계열의 경구용 항암제인 S-1, 카페시타빈(capecitabine, xeloda) 등도 위암에 효과적인 것으로 보고되고 있다.

이처럼 항암제는 위암에 효과적이긴 하지만 현재까지는 항암제 부작용을 피할 수 없다는 것이 항암제 치료의 한계로 지적된다.

그러나 분자생물학의 발달로 머지않아 이런 한계가 극복되리라 예상된다. 수술 시 제거한 암 조직으로부터 얻은 암 조직 정보와 유전자 정보를 분석해 가장 좋은 치료 효과가 예상되는 항암제를 골라서 치료한다면, 항암제의 부작용은 줄이면서 효과를 극대화할 수 있을 것이다.

앞으로는 환자 개개인의 암 조직에 맞는 항암제를 사용하는 맞춤형 항암 치료가 이루어짐으로써 항암제의 부작용 등이 많이 극복될 수 있으리라 기대한다.

항암 병합요법의 연구

가장 흔히 시행되는 항암 화학요법은 5-FU+시스플라틴(cisplatin), 이른바 FP요법의 2제 병합요법이다. 한편 치료 효과를 높이기 위해 새로운 항암제를 하나 더 추가하여 3제 병합요법에 대한 연구를 시행했으나, 사실상 2제 병합요법보다 치료 효과가 크지 않았다. 따라서 현재까지는 2제 병합요법이 항암제 치료의 근간을 이루고 있다.

그러나 표준 요법으로 정립된 적절한 항암제 조합도 아직까지는 확실치 않다. 시스플라틴은 심한 구토와 신장 독성의 부작용이 있다. 그 결과 효과는 비슷하면서 부작용이 적은 다른 백금계 항암제인 옥살리플라틴(oxaliplatin)이 대신 사용된다.

또한 5-FU를 지속적으로 정맥에 주입할 시 중심 정맥관이나 포트가 필요한데, 이때 이곳을 통한 감염이나 혈전 등의 부작용이 생길 수 있으며 환자에게 불편함을 초래하기도 한다. 그래서 최근에는 5-FU의 지속적인 정맥 주입 대신 경구 제제인 S-1이나 젤로다(xeloda) 등으로 대체하는 경향이 있다.

물론 5-FU+시스플라틴(FP요법) 병합요법이 가장 널리 시행되고는 있지만, 전 세계적으로 인정된 표준 요법은 아니다. 한편 FP요법에 비해 경구제를 포함한 병용요법인 S-1+시스플라틴 또는 젤로다+시스플라틴의 치료 효과 역시 뒤지지 않는다.

즉 경구약이 주사제를 대체할 수 있다는 근거이다. 대부분의 환자들은 효과가 비슷하다면 정맥주사보다는 부작용이 적고 병원을 자주 방문할 필요가 없는 경구약을 선호한다. 의사도 마찬가지이다. 한편 S-1은 젤로다보다 수족구 증후군이 덜한 장점이 있다.

표적 치료제는 효과가 있을까?

생물학적 제제(표적 치료제)는 암 발병에 관여하는 특이적인 신호 전달 체계에 작용하므로 개인별 맞춤 치료가 가능하며, 기존의 항암제에 비해 독성도 적다.

전체 위암 환자의 약 20%에서 HER2라는 단백질이 과발현되었는데, 이런 환자들에게 기존의 항암 치료와 더불어 허셉틴(Herceptin, Trastuzumab)을 투여했을 때 생존 기간이 의미 있게 향상되었다.

2010년 미국식품의약국(FDA)과 유럽에서는 HER2가 과발현된 위암 환자에게 기존의 항암제와 허셉틴의 병용을 승인하였다. 전체 위암 환자의 약 20%만이 HER2가 과발현되는 제한이 따르기는 하지만 위암에서 표적 치료제는 어느 정도 효과가 있다.

그 밖에도 여러 분자 표적 치료제를 병용하여 위암 환자한테서 효과가 나타나는지를 밝혀내는 연구가 계속 이루어지고 있다.

8. 위암 수술 이후의 식이요법

위 수술에는 위를 전부 절제하는 '위전절제술'과 위의 3분의 2를 절제하는 '위아전절제술'이 있다. 또한 위아전절제술에는 위 하부를 절제한 후에 남은 위를 십이지장과 연결해주는 '위십이지장 문합술'과 남은 위와 공장을 연결해주는 '위공장 문합술'이 있다.

위절제술 후에는 소화 장애, 체중 감소, 덤핑증후군이 흔히 나타나고, 비타민 B_{12}, 철분, 엽산, 지방 같은 각종 영양소의 흡수 장애로 인해 빈혈이나 지방변 등이 초래될 수 있다.

덤핑증후군(dumping syndrome)

섭취한 음식물은 위액과 혼합된 뒤에 위에서 소장으로 서서히 내려가는 것이 정상이다. 그런데 위절제술을 받으면 음식물이 위에 머무르지 못하고 한꺼번에 십이지장이나 소장으로 들어가는 현상이 나타난다. 이로 인해 발생되는 증상을 '덤핑증후군'(dumping syndrome)이라고 한다.

부분적 또는 전체적으로 위절제술을 받은 환자의 약 50%는 덤핑증후군으로 고통을 받는다. 덤핑증후군은 식후 15~30분쯤 뒤에 발생하는 초기 덤핑증후군과 식후 2시간쯤 뒤에 발생하는 후기 덤핑증후군이 있다. 후기 덤핑증후군의 경우 빠르면 식후 1시간, 늦으면 식후 3시간쯤 나타나기도 한다.

초기 덤핑증후군은 식후 15~30분 정도에 나타나는데, 이는 위가 없기 때문에 음식물이 급속히 위장을 통과함에 따라 고농도(hypertonicity)의 액체나 미처 소화되지 않은 음식물이 십이지장 내로 유입됨으로써 나타나게 된다. 소장의 내용물이 고농도가 됨에 따라 이를 희석하기 위해 세포 외 액이나 혈장이 위 내로 들어옴으로써 발생하게 된다.

이에 따라 혈액의 양이 줄어들고 심장박출량이 감소하게 되어 체액의 변화와 관련된 여러 증상이 나타나게 된다. 오심, 구토, 설사, 복부팽만, 복통 같은 위장 증상과 안면 창백, 실신, 어지럽고 맥박이 증가하거나 식은땀이 나는 등의 증상이 나타난다. 이러한 증상은 특히 탄수화물이 많이 포함된 음식을 섭취한 후에 자주 발생하는데, 누워 있으면 증상이 완화된다.

저혈당과 관련된 후기 덤핑증후군은 식후 약 2시간쯤 뒤에 나타나는데, 이는 탄수화물 섭취에 의한 인슐린 과잉 분비로 저혈당이 초래되기 때문이다. 따라서 저혈당증과 같은 증상, 즉 허기, 불안, 경련, 발한, 무력감 등이 특징적으로 나타난다.

위절제술을 받은 거의 모든 환자는 덤핑 증상을 경험하게 마련이다. 대부분의 경우에는 시간이 경과함에 따라 좋아지지만, 5~10%의 환자한테서는 덤핑 증상이 지속되며, 드물게는 수술 후 몇 개월 또는 몇 년이 경과하고 나서 처음으로 나타나는 경우도 있어 뒤늦게 불편을 겪기도 한다.

덤핑 증상은 식사를 소량씩 천천히 하고 식사 중에는 국물이나 물과 같은 유동식을 피함으로써 증상이 호전되는 경우가 많다.

식이요법

위 수술 후에는 위의 용량이 작아지기 때문에 한 번에 먹을 수 있는 식사량이 줄어들게 된다. 위를 제거한 경우뿐만 아니라 식도암의 경우에도 식사량이 줄어드는 것은 마찬가지이다. 식도를 제거한 경우에는 식도가 짧아져서 위가 치켜 올라간 듯한 상태가 되므로 위를 제거한 것과 같은 상태가 된다. 따라서 수술 후에는 식사를 마음껏 자유롭게 할 수 없다.

이러한 증상은 시간이 경과함에 따라 몸이 서서히 적응해가면서 차츰 나아지므로 당장 뜻대로 식사를 할 수 없다고 해서 조급해 할 필요는 없다.

위암으로 위절제술을 받은 경우 보통은 수술 후 장의 마비 등을 우려해 2~3일 동안 금식(NPO, non per oral intake)을 시키고, 정맥주사로 전해질과 영양을 공급해준다. 영양소의 결핍을 막기 위해 단기간은 정맥을 통해 영양을 공급하는 것이 가능하지만, 가능한 빨리 구강으로 음식을 섭취하는 편이 훨씬 낫다.

위암 수술 후에는 미음이나 죽 같은 경구 영양 공급을 가능한 빨리 실시하는 것이 좋다. 그래야 환자들의 장운동이 정상으로 빠르게 회복되고 영양 상태가 좋아지는 동시에 면역 체계가 증진되어 빠른 상처 회복과 감염에 대한 저항력이 높아지게 된다.

일반적으로 수술 후 식사는 환자의 위장이 정상적으로 기능한다고 의사가 판단하면 곧바로 시작할 수 있다. 금식을 하는 중에 장의 운동 소리가 들리고 가스가 배출될 때, 즉 방귀가 나오게 되면 장운동이 정상적으로 되돌아온 것으로 판단하고 물부터 먹이고 나서 연식(죽)을 먹게 한다.

금식 후 경구 섭취를 처음 시작하는 환자는 위장관의 자극을 최소

한으로 줄이기 위해 맑은 유동식(미음)부터 시작해서 일반 유동식(묽은 죽), 연식(된죽), 밥의 순으로 식사를 하는 것이 일반적이다.

이러한 단계적 식사는 수술의 종류 및 환자의 반응 정도에 따라 달라진다. 그러나 복부팽만, 구토, 그 밖에 다른 이상 증세가 나타나면 식사의 공급을 중단해야 한다.

위절제술 후에는 위의 용량이 작아지기 때문에 한 번에 먹을 수 있는 양은 수술 전에 비해 상당히 줄어들게 된다. 따라서 아무리 영양이 풍부한 균형 잡힌 식사를 한다고 하더라도 세끼 식사만으로는 영양분의 공급이 절대적으로 부족하다. 또 소화 흡수 능력도 충분하지 않아 영양분의 섭취도 부족하게 된다.

이를 극복하기 위해서는 식사 횟수를 늘려야 한다. 대개 위아전절제술 후에는 하루에 6회 정도, 위전절제술 후에는 8~9회 정도로 나누어 음식을 소량씩 자주 먹는 것이 좋다. 하루에 6~9번에 나누어 식사하는 것은 환자뿐만 아니라 가족에게 큰 부담이 되므로 아침, 점심, 저녁 3회 식사 이외에 간식의 형태로 보충해주어도 된다.

그리고 나서 한 회에 먹는 양을 조금씩 늘려 차츰 식사 횟수를 6회에서 5회로 그리고 4회, 3회로 줄여나가도록 한다. 보통 수술 후 약 1년이 지나면 하루 3회 식사로 되돌아갈 수 있다.

위절제술 후에 음식물이 장내로 너무 빨리 내려감에 따라 대부분 덤핑증후군이 발생하는데, 이로 인해 복부팽만감, 복통, 식은땀이 나고 목이 메어 식사를 제대로 못하게 되는 경우가 많다.

그 때문에 환자들은 이러한 덤핑증후군의 증상을 완화시키려는 생각으로 무조건 음식물의 섭취를 줄임으로써 체중이 줄어드는 경우가 종종 생긴다. 위암 환자는 수술뿐 아니라 암 자체만으로도 체중이 감소할 수 있는데, 이러한 체중 감소는 또 다른 문제를 야기할 수 있다.

따라서 탄수화물, 단백질, 지방이 적절히 포함된 식사를 함으로써 필요한 열량을 충분히 공급할 수 있도록 애써야 하지만, 위 수술 후에는 먹을 수 있는 양 자체가 너무 적은 게 문제가 된다.

결론적으로 위 수술 후 식이요법의 첫째 목표는 영양적으로 균형 잡힌 식사를 하는 것과 덤핑증후군의 증상을 완화시키는 것이다. 이를 위해 1회 섭취하는 식사량을 줄여 소장으로 유입되는 음식물의 양을 줄이고 당류의 섭취를 제한하여 삼투 효과를 줄임으로써 덤핑증후군을 예방할 수 있다.

이러한 식사량의 제한은 초기에는 엄격하게 지키는 것이 좋으나 점차 환자의 상태를 보면서 자유롭게 조절해도 된다.

위 절제 환자가 수술 후 몇 개월 뒤에 흡수 불량이 있는지, 식사 제한으로 인해 역효과가 생기지는 않았는지를 알아보기 위해 지속적으로 영양 상태를 체크해야 한다.

위절제술 후에 가장 많이 발견되는 증상으로 경미한 빈혈을 들 수 있다. 그 원인은 위장관 출혈, 섭취량 부족 등 여러 가지가 있을 수 있는데, 혈청 철, 비타민 B12, 엽산의 수치를 통해 평가할 수 있다.

혈청 알부민 수치를 검사하여 단백질의 소화 흡수 불량 또는 불충분한 단백질 섭취로 인한 단백질 영양 불량이 생기지 않았는지 확인하여 식사에 반영하도록 한다.

〈위 수술 후 식사 원칙 9가지〉

첫째, 균형 잡힌 영양식을 하되 소화가 잘되는 음식을 선택한다.

둘째, 식사는 하루에 6~9회 정도로 소량씩 자주 한다.

셋째, 식사 직전에는 물을 먹지 않도록 하고 식사 도중에도 수분 섭취를 제한한다. 따라서 식사 도중에는 국 종류를 너무 많이 먹어서는 안 된다. 물은 식전, 식후 30분 정도에 섭취하도록 한다.

넷째, 첫 숟가락에 목이 메면 식사를 못하게 될 수도 있다. 따라서 식사 때 첫 숟가락을 입에서 완전히 소화시킨다는 생각으로 충분히 씹도록 하고 식사는 천천히 꼭꼭 씹어서 먹도록 한다.

다섯째, 섬유소나 지방은 음식물의 위 통과 속도를 늦추므로 소량 섭취하도록 하고 자신의 소화력에 맞춰 식사에 적절히 포함시키도록 한다.

여섯째, 식사 후에는 안정을 취한다. 위장의 음식물 통과 속도를 늦추기 위해 식사 후에는 바로 활동하는 것보다 15~30분 정도 비스듬히 누워 있는 게 좋다.

일곱째, 꿀이나 설탕, 사탕, 초콜릿, 케이크 등은 삼투 효과를 높여 덤핑 증상을 일으킬 수 있으므로 당의 섭취를 피한다.

여덟째, 일부 환자한테서는 유당불내성(lactose intolerance)이 나타나므로 초기에는 우유 및 유제품을 제한한다. 그러다가 환자가 섭취할 수 있으면 조금씩 양을 증가시키도록 한다.

아홉째, 스스로 감당할 수 있게 되면 음식물의 양을 점차 증가시킨다.

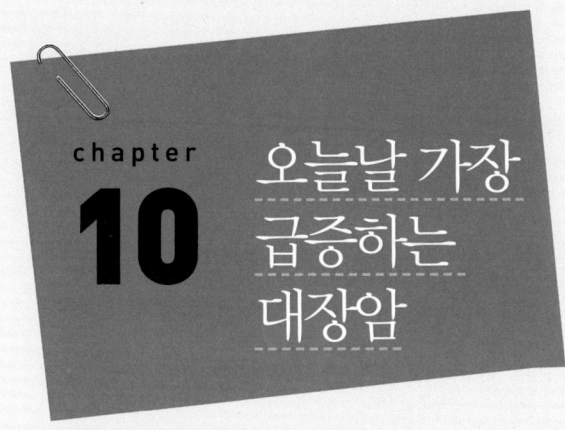

chapter
10
오늘날 가장
급증하는
대장암

1. 대장암이
급증한 이유

우리 몸의 대장은 길이가 평균 150cm 정도 되는 원통 모양의 장기이다. 대장은 소장의 끝부분인 회장의 끝(맹장)에서 시작해서 항문까지 이르는 장기로 맹장, 결장(상행결장, 횡행결장, 하행결장, 에스결장), 직장 및 항문으로 구성되어 있다.

소장에서 대장으로 넘어가는 그 첫 부분을 맹장이라고 하며, 이 맹장에서부터 직장 사이의 대장을 결장이라고 한다. 대장의 앞부분인 결장은 수분(물과 전해질)을 흡수하여 대변을 만들어내고, 대장의 뒷부분인 직장은 만들어진 대변을 밖으로 밀어내 배출하는 역할을 담당한다.

보통 대장암이라고 하면 결장과 직장에 생긴 악성종양을 말한다. 발생 위치에 따라 결장암, 직장암으로 나뉘며, 이를 합쳐서 대장암 또는 결장직장암이라고도 한다. 대장의 마지막 부분으로 곧게 내려가는 약 15cm 정도를 직장이라 하며 항문으로 연결된다.

이 직장이 바로 대장암이 집중적으로 발생되는 부위이다. 직장은 길이가 전체 대장의 10분의 1 정도인 약 15cm임에도 불구하고 전체 대장암의 약 절반 정도가 이곳에서 발생한다. 그 까닭은 대변이 가장 오랫동안 머무는 곳이기 때문이다. 대변이 오랫동안 머물수록 대변 내의 발암물질과 직장세포가 접촉하는 시간이 길어져 직장세포가 암세포로 변할 가능성이 높아지는 것이다.

부위별로 살펴보면 전체 대장암의 약 50% 정도가 직장에서 발생하며, 그다음 20~30%는 주로 에스결장과 하행결장에서 발생한다. 그 나머지는 횡행결장과 상행결장에 생기는데, 상행결장이 횡행결장보다 2배 정도 잘 생긴다.

대장이 소장과 다른 점은 직경이 크고 표면이 밖으로 불룩불룩 튀어나온 결장팽기(結腸澎起)가 있다는 점이다.

이러한 대장암(결장암과 직장암)은 미국의 경우 전체 암의 약 15%

를 차지하며 폐암, 전립선암 그리고 유방암 다음으로 많이 발생하는 암이다. 대장암은 또 전 세계적으로 남성 사망 원인의 4위, 여성 사망 원인의 3위를 차지하고 있다.

그동안 대장암은 북미, 유럽 그리고 호주 등 서양에서 많이 발생하는 암으로 우리나라에서는 발생률이 그리 높지 않았다. 그러나 요즘은 사정이 많이 달라졌다. 최근에는 우리나라에도 대장암 발생률이 눈에 띄게 증가하고 있다. 아직까지는 위암이 우리나라에서 암 발생률 1위를 차지하고 있지만, 근래 자료에 따르면 위협적일 만큼 대장암이 빠르게 증가하면서 1위 자리를 호시탐탐 넘보고 있다.

이는 우리의 식생활이 점점 서구화되는 것과 무관하지 않아 보인다. 고지방식에 채소나 과일 같은 섬유소는 소량으로 섭취하는 등 식생활 패턴의 변화로 우리나라에도 이미 오래전부터 대장암이 급증할 것으로 예측되어왔다.

최근 약 20년 동안 대장암은 위협적일 정도로 우리나라 사람들에게 빠르게 다가오고 있다. 과연 어떠한 요인이 우리나라의 대장암 발생을 증가시킨 것일까?

그 이유를 한 가지로 단정지을 수는 없으나 기름진 음식을 섭취하는 식습관의 서구화가 원인으로 밝혀지고 있다.

농촌경제연구원의 보고에 따르면 우리나라 사람의 1인당 육류 소비량이 1976년에는 26g인 데 반해 2003년에는 107g으로 4.1배나 증가했다. 육류 소비량의 증가와 더불어 한국인의 대장암 발생이 급격히 증가했는데, 이는 대장암 증가 속도와 육류 소비량의 증가 추세가 정확히 일치하고 있음을 보여준다.

이러한 현상은 국가나 인종 간 대장암의 발생 양상을 살펴보는 연구를 통해서도 이미 확인된 바 있는데, 유전적 요인보다는 식습관 같은 환경적 요인이 더 크게 작용한 것으로 밝혀졌다.

지방 섭취의 증가는 대장암의 위험도를 1.6~2.4배 정도 증가시킨다는 보고도 있다.

예컨대 미국의 경우 냉장고가 흔치 않았던 1930년대에는 위암이 흔하고 대장암 발생률이 그리 높지 않았던 반면, 현재는 위암이 드물고 대장암이 흔한 암이 되었다. 또 미국으로 이주한 일본인 2~3세의 대장암 발생률 또한 백인 못지않게 높게 나타났다.

이와 같은 현상으로 미루어 보아 대장암 발생이 유전적 요소보다는 후천적 환경적 요인에 따른 식생활의 서구화와 과도한 칼로리 섭취가 크게 작용하고 있음을 시사해준다.

한마디로 예전에는 적게 발생했던 대장암이 최근 우리나라에서도 급증하게 된 이유는 환경적 요인으로 인해 식생활이 서구화되면서 고칼로리의 기름진 음식 섭취와 섬유질이 적은 식사가 가장 큰 원인으로 꼽히고 있다.

2. 대장암을 유발하는 3가지 요인

식이 요인

섬유소(채소, 과일)의 섭취 부족은 대장암 발생에 가장 큰 영향을 미치는 환경적 요인이다. 섬유소를 많이 섭취하는 아프리카 사람들이 대장암을 비롯하여 대장 질환의 발생이 적다는 사실에 주목한 이후 그에 대한 역학적 연구를 통해 섬유소를 적게 섭취하는 집단에 비해 많이 섭취하는 집단에서 대장암 발생이 적다는 사실을 발견했다.

이처럼 대장암은 대변의 양이 적고 배변을 돕는 섬유소의 양이 부족할수록 잘 생긴다. 대장암 발생을 억제시켜주는 섬유소의 효과는 크게 세 가지이다.

첫째, 섬유소는 장벽을 자극하여 대변의 배설을 촉진함으로써 대변이 장속에 머무는 시간을 단축시켜 대변 내의 발암물질과 장 점막의 접촉 시간을 줄여준다.

둘째, 섬유소는 다른 물질을 흡착하는 성질이 강해서 장내 발암물질을 비롯하여 중금속이나 중성지방 등을 흡착하여 대변으로 배설시킨다.

셋째, 장내 발암물질인 담즙산을 흡착하여 배설시킴으로써 담즙산이 희석된다.

반면 동물성 지방과 육류를 포함한 고지방의 섭취는 대장암 발생을 촉진시키는 것으로 밝혀졌다. 동물성 지방을 다량 섭취하면 위장관 벽에서 많은 양의 담즙산이 분비된다.

특히 박테리아 효소에 의해 증가되는 이차 담즙산이 장관 벽 세포의 재생 속도를 증가시켜 발암 과정을 촉진시키는 한편, 지방 대사 과정에서 생겨난 지질과산화기(lipid peroxidation radical)에 의해 발암 과정이 촉진된다고 알려져 있다.

그 밖에 육류의 조리 과정에 의해서도 발암의 위험이 증가하는 것으로 밝혀졌다. 불에 직접 굽거나 기름에 튀길 때, 특히 100℃가 넘는 고온에서 굽거나 튀길 경우 방향성 아민(HAA, heterocyclic aromatic amine)이 형성되어 발암성이 증가하게 된다.

따라서 식이섬유와 같은 담즙산 제거제, 셀레늄과 같은 항산화제, 장내 담즙산이나 지방산을 불용성 염으로 전환시키는 칼슘 등은 대장암의 발생을 감소시켜주는 효과가 있을 것으로 생각된다.

운동 부족

최근 현대인의 육체적 활동 부족이 대장암을 일으키는 주된 요인이 되고 있다. 운동은 대장암 발생을 억제시키는 데 탁월한 효과를 발휘한다.

첫째, 걷기 같은 운동은 장의 연동운동을 촉진하여 배변을 유도한다. 순조로운 배변 활동은 대변이 장내에 머무는 시간을 줄여 대변 내 발암물질이 장 점막과 접촉할 시간을 단축시킴으로써 암 발생을 억제시킨다.

둘째, 육체적 활동량이 떨어지면 혈중 인슐린 농도가 증가하게 된다. 인슐린은 대장암 세포의 성장 인자로 작용하기 때문에 활동량이 떨어지면 암 발생이 촉진된다.

선종성 폴립(adenomatous polyp, 용종)

선종성 폴립은 대장암의 전암 병변으로 간주되고 있다. 표면 직경이 1cm 이상으로 선종의 크기가 크거나 선종의 수가 많을수록 악성으로 변할 가능성이 높다. 선종 자체는 악성이 아니지만 악성으로 변할 가능성이 높기 때문에 대장 내시경으로 발견되면 반드시 제거해야 한다.

한편 선종성 용종은 우리나라 성인의 약 30%에서 발견될 정도로 상당히 흔하다.

우리 인체에 발생하는 암 가운데 대장암은 내시경을 통해 전암 병변(선종성 대장 용종)을 가장 쉽게 확인할 수 있고 발견만 되면 바로 제거할 수 있다는 점에서 내시경을 통해 얼마든지 예방이 가능하다.

3. 대장암이 의심되는 전조 증상

　　　　　　　　　　대장암이라고 하면 무언가 심각한 증상이 있을 것으로 생각하지만 초기에는 대부분 아무런 자각 증상을 못 느끼는 경우가 많다. 이는 대장이 다른 장기에 비해 탄력성과 확장성이 좋아 증상이 뚜렷이 나타나지 않기 때문이다.

　　대장암의 가장 흔한 증상은 배변 습관의 변화에서 나타난다. 대변은 사람에 따라 하루에 몇 번씩(3번) 보기도 하고 변비라 하더라도 일주일에 두 번 정도는 꼬박꼬박 보기 때문에 증상 자체가 애매하며, 제대로 인지되지 않는 경우가 많다. 따라서 간이나 폐 등으로 전이되고 나서야 발견되는 경우가 종종 있다.

　　대장암은 거의가 대장 점막에서 생기는 선종으로부터 시작된다. 양성 선종이 암으로 변하려면 수년 내지 수십 년이 걸린다. 따라서 일찍 발견하기 위해서는 정기적인 검사를 받는 것이 최선이다. 하지만 그렇지 못할 때에는 임상 증상이나 징후가 대장암을 의심케 할 경우 대장 검사 등을 시행하여 보다 조기에 발견할 수 있도록 주의를 기울여야 한다.

　　모든 암이 늦게 발견되면 치명적이지만, 대장암은 진행된 경우라도 수술을 해서 암 덩어리를 제거하면 5년 생존율이 다른 소화기 암에 비해 높다.

위치에 따른 대장암의 증상

우측 결장암	좌측 결장암	직장암
빈혈 설사 체중 감소 복통, 오심 복부팽만, 소화불량	배변 습관의 변화 변비 혈변, 점액 변 장폐색 증상	혈변 변비 혹은 설사 배변 후에도 변이 남은 느낌 배변 시 통증

대장암의 가장 흔한 첫 번째 증상은 배변 습관의 변화이다. 예를 들면 갑자기 변을 보기 힘들어지거나 변 보는 횟수가 바뀌고, 설사나 변비 또는 배변 후 변이 남은 느낌이 들기도 한다. 처음에는 이 증상에 대해 환자가 대수롭지 않게 생각하고 병원을 찾지 않기 때문에 병을 상당히 키울 가능성이 있다.

두 번째로 흔한 증상은 출혈이다. 대장암이 생기면 검붉은 빛을 띤 혈변이 나타난다. 한편 치핵이나 치열 등 양성 항문 질환에서도 선홍색 혈액이 대변에 묻어 나오거나, 배변을 본 뒤에 붉은 피가 변기에 떨어지기도 하므로 감별이 필요하다. 그 밖에도 점액질 변이 섞여 나오거나 빈혈, 복통 등이 나타날 수 있다.

대장암의 증상은 그 발생 위치에 따라 약간씩 차이가 있다. 우측 결장은 장의 내경이 넓고 통로가 넓은 데다 대변이 묽기 때문에 우측 결장암(맹장, 상행결장)은 장폐색을 일으키는 일이 거의 없다. 하지만 만성적인 출혈로 인해 빈혈을 잘 일으킨다.

반면에 좌측 결장암(하행결장, 에스결장)은 배변 습관의 변화와 장 폐색 증상이 잘 나타난다.

이처럼 대장암은 발생 위치에 따라 나타나는 증상이 약간씩 차이가 있지만, 보통 세 가지 형태로 나타난다. 가장 많이 나타나는 증상으로는 배변 습관의 변화나 빈혈 등과 같은 만성적인 증상들이 서서히 발현되는 경우이며, 갑자기 장폐색이 나타나거나 장 천공에 의해 복막염이 발생하는 경우도 있다.

우측 결장암의 의심 요소

오른쪽에 생긴 결장암(우측 결장암)은 장이 굵고 그 속으로 회장의 내용물이 흘러 들어와 대장 내용물이 묽은 상태이므로 변비보다는 설사가 더 많고 암이 생겨도 장폐색이 드물다. 그러나 만성적인 출혈을 일으키는 경우가 있는데, 출혈이 있더라도 묽게 희석되어 있으므로 출혈이 있는지 가늠하기가 힘들다.

그 때문에 경미한 빈혈이나 약간의 체중 감소로 막연히 몸이 쇠약해졌다고 느끼는 것 말고는 특별한 증상이나 징후가 없는 경우가 허다하다. 따라서 혹시라도 빈혈로 인해 병원을 찾는다면 대장 검사를 받아볼 필요가 있다.

그러다가 암이 진행되어 암 덩어리가 커지게 되면 복통, 복부팽만, 소화불량이 나타날 수 있다. 약 1~2Kg 정도의 체중 감소가 있을 수 있으나 체중 감소가 나타나는 경우는 드물다. 하지만 체중이 눈에 띄게 감소한 경우에는 이미 주위 장기로 암이 확산되어 있을 가능성이 높다.

특히 남자가 빈혈을 호소할 경우 대장 검사를 통해 대장암이 발견되는 경우가 종종 있으므로 개개인이 세심하게 관찰할 필요가 있다.

좌측 결장암의 의심 요소

대장암의 병변이 직장 부위에 가까이 있을수록 배변 습관의 변화가 두드러져 나타난다. 배변 습관의 변화는 우측 결장암보다 좌측 결장암에 더 많이 생기는데, 그 이유는 좌측 결장의 구경이 우측보다 작고 변이 더 딱딱하게 굳기 때문에 장내 통과가 어려워 막힐 가능성(장폐색)이 높기 때문이다.

그 결과 변비가 흔하게 생기며 장폐색이 동반되기도 한다. 변비가 흔하기는 하나 종종 설사가 반복되다 다시 변비로 바뀌기도 한다.

좌측 결장암은 우측 결장암보다 장폐색이 더 자주 나타나 경련성 복통을 유발하기도 한다. 복통은 대장암에서 흔한 증상은 아니나 좌측 결장암일 경우 때때로 복통으로 병원을 찾는 경우도 있다. 또 복통과 함께 흔히 오심과 복부팽만을 호소하기도 한다.

드물기는 하지만 복부의 몽우리를 환자 자신이 직접 촉진하여 병원을 찾는 경우도 있다.

직장암 및 에스결장암의 의심 요소

직장암 및 에스결장암에서 가장 흔한 증상은 변에 피가 섞여 나오는 것이다. 직장암인 경우에 나타나는 출혈은 흔히 선홍색을 띠어 치핵으로 오인하는 경우가 종종 있으므로 '직장수지검사'(Digital rectal exam)를 시행하게 된다.

직장수지검사를 통해 항문으로부터 직장에 도달할 수 있는 길이는 일반인의 경우 약 10cm 정도 되는데, 직장암의 75%는 직장수지검사로 발견이 가능하다.

그러나 직장수지검사로 치핵의 출혈을 확인했다고 해서 무조건 치핵으로 단정해서는 안 되고 전체 대장 검사를 통해 반드시 대장암의 유무를 확인해야 한다. 전체 대장 검사를 하지 않은 채 치핵에 대한 치료만 해서는 결코 안 된다.

한편 거의 대부분이 배변 습관에 변화가 생겨 변비가 심해지게 되는데, 때로는 설사를 동반하기도 한다. 처음에는 이런 현상이 아침에만 나타나다가 점차 24시간 내내 수시로 지속될 수도 있다. 더 심해지면 변을 참기가 어렵게 되고 배변 후에도 변이 남아 있는 듯한 느낌이 든다.

대체로 말기가 될 때까지는 통증이 없다.

4. 대장암 검사의 시기와 방법

1) 대장암 검사는 언제 받는 게 좋을까?

2주 이상 지속되는 변비를 비롯하여 직장 혹은 항문 출혈, 즉 배변 시 점액이나 피가 섞여 나오거나 변에 피가 묻어 나오면 반드시 정밀 검사를 받아보아야 한다.

특히 다음의 사항을 주의 깊게 살펴보도록 하자.

- 갑자기 변을 보기 힘들어지거나 설사 또는 변비가 반복 지속될 때
- 통증이 없는 출혈이 있을 때, 즉 변에 피가 섞여 나오거나 피가 묻어 나올 때(혈변)
- 예전보다 변이 가늘어질 때
- 나이가 젊다고 하더라도 가족 중에서 대장암 수술을 받은 기왕력이 있는 사람
- 치핵으로 진단되었으나 치료 후에도 여전히 출혈이 계속되는 사람
- 빈혈을 호소하는 남자
- 복부에서 종괴가 만져지는 사람

2) 대장암의 진단 방법

◈ 전신 및 복부 진찰

체중 감소 및 결막을 관찰하여 빈혈 여부를 확인한다. 점진적으로 발생하는 만성 장폐색인 경우에는 확장된 결장이 촉진(觸診)으로 진단되기도 한다.

◈ 직장수지검사

직장수지검사는 장갑 낀 손가락을 직장에 삽입하여 직장에서 비정상적인 덩어리가 만져지는지를 살피는 것이다.

직장수지검사로 도달할 수 있는 길이는 약 10cm 정도 되는데, 직장암은 대부분 항문으로부터 10cm 이내에서 발생하므로 직장암의 75%는 수지검사로 발견이 가능하다. 마른 체형인 환자들은 더 깊은 부분까지도 진찰이 가능하지만, 비만 환자인 경우에는 진찰이 보다 힘들 수도 있다.

◈ 대장 내시경

대장암의 진단에서 가장 널리 쓰이고 있는 검사 방법으로, 전체 대장을 확인할 수 있다. 용종이 발견되면 즉시 제거할 수 있으며 조직검사도 가능하다. 대장 내시경의 소견만으로는 선종성 용종인지 정확히 알 수 없으므로 일단 용종이 발견되면 모두 제거하고 조직검사를 한다.

선종성 용종은 대장암으로 진행될 수 있으므로 반드시 제거해야 하는데, 이때 내시경을 통해 양성종양인 선종성 용종의 제거가 가능하며 의심 가는 부위에 대한 조직검사도 가능하다.

◆ 복부 초음파검사와 컴퓨터단층촬영(CT)

복부 초음파검사는 복부 CT촬영과 더불어 결과를 상호 보완하기 위한 수단으로, 복부에 대한 전반적인 검사뿐 아니라 대장암의 전이가 가장 흔히 나타나는 부위인 간에 대한 전이 유무를 수술 전에 확인하는 데 유용하다.

대장암 환자의 경우 CT검사의 역할은 간이나 폐 등 다른 장기로의 전이 여부를 알아내기 위해 시행된다. 대장암의 예후는 병기에 따라 달라지므로 대장암 환자는 수술 전 병기 결정을 위해 CT검사가 필수적이다.

일반적인 CT검사는 병변의 크기가 2cm 이상일 때 발견율이 높고 1cm 이하일 때는 발견율이 떨어진다. CT는 초음파검사보다 인접 장기 침윤 여부, 장벽을 통과하였는지의 유무, 림프절 전이 여부, 원격 전이 유무 등을 보다 정확히 파악할 수 있는 장점이 있다.

CT의 병기에 대한 정확도는 약 50~70%이다. 대장암 환자의 25%는 진단 당시 이미 전이가 이루어져 있기도 하다.

◈ 자기공명영상촬영(MRI, Magnetic Resonance Imaging)

CT에 비하여 방사선 조사가 없고 입체적인 관찰이 가능하다는 것이 장점이다. 증상이 잘 나타나지 않는 비교적 크기가 작은 간 전이를 발견하기 위해서는 CT보다 MRI가 좀 더 정확하다.

◈ 양전자방출단층촬영(PET, Positron Emission Tomography)

암의 진행 정도를 나타내는 병기는 암 수술 전에 이용된다. 암이 확진된 환자인 경우 PET로 전이 유무와 전이된 장소를 확인하여 병기 결정을 할 수 있으므로 치료 방침을 결정하는 데 도움이 된다.

또 재발의 진단과 재발 장소를 확인하는 데에도 이용된다. 대장암 재발 시에 재발과 수술 후 증식하는 연조직과의 감별이 가능하다.

기존의 촬영 방법으로는 수술한 뒤에 암태아성 항원(CEA, carcinoembryonic antigen)의 수치가 상승되어 있어도 재발 부위를 확인하지 못한 경우가 허다했다. 그러나 PET는 암세포가 자라 암 덩어리가 형성되기 전에 암세포에서 일어나는 생화학적인 당 대사의 변화를 측정할 수 있기 때문에 비교적 조기에 재발 부위를 좀 더 정확하게 찾아낼 수 있다.

지금까지는 CT검사로 림프절 크기의 변화를 보고 재발을 판단해 왔다. 즉 림프절의 크기가 커진 경우 재발로 판독했다. 그래서 다른 원인에 의한 림프절의 비대를 재발로 오진하는 경우가 종종 있었다.

그러나 PET는 림프절 내의 세포 대사의 변화를 보기 때문에 재발 유무를 보다 정확하게 판단할 수 있다.

5. 대장암의 재발 또는 전이의 치료

수술 후 대장암 환자의 추적

수술을 받은 대장암 환자는 퇴원 후 외래에서 정기적으로 추적 검사를 받게 된다. 추적 검사의 목적은 치료 가능한 재발을 조기 발견하는 것이다.

대장암은 재발의 경우라도 수술로 제거만 가능하다면 완치되는 확률이 높기 때문에 집중적인 추적 관찰이 중요하다.

대장암 전이를 미리 알 수 없을까?

대장암이 다른 곳으로 전이되는 것을 미리 확인하려면 어떤 물질을 추적 검사해야 할까?

대장암의 주요 사망 원인은 암세포가 간으로 전이되는 경우로, 암환자 10명 중 2~7명은 간 전이가 발생한다. 대장암이 간으로 전이되는 것을 효과적으로 추적 진단할 수 있는 암 표지자는 암태아성 항원

(CEA)이다. 암 표지자 가운데 하나인 CEA가 과도하게 발현되면 대장암 세포의 간 전이가 촉진되는 것으로 알려져왔다.

CEA는 태아 때 정상적으로 만들어지는 일종의 당단백질로, 태어나고 나서는 이미 생산이 중단된다. 성인이 되어서도 신생아보다 수치가 더 높게 나온다면 대장암이나 다른 암이 있을 가능성이 높다. 특히 확진된 대장암 환자인 경우 수술 후 재발을 확인하기 위해 많이 사용한다.

대장암에서 비교적 특이하게 증가하는 혈청 CEA 검사는 간편하면서도 재발에 대한 정보를 4~6개월 전에 미리 알 수 있으므로 일정한 간격으로 반복해서 추적 검사를 해야 한다.

CEA의 증가는 재발이 발견되기 수개월 전에 대부분의 재발 환자한테서 나타나므로 재발을 시사해주는 최초의 단서이다. 즉 CEA의 지속적인 상승은 재발을 의미하며, 재발이 발견되기 4~6개월 전부터 이미 CEA 증가가 나타나므로 재발의 조기 발견이 가능하다.

CEA 검사는 간 또는 후복막의 재발을 진단하는 데 가장 민감하며 국소 재발이나 폐 전이 진단에는 덜 민감하다.

하지만 이러한 추적 검사를 언제부터 시작해서 어떤 주기로 시행해야 할지에 대해서는 아직까지 정해진 표준 방법이 없는 실정이다. 대장암의 이배화 기간(doubling time)은 620일인 반면, 간 전이 및 복강 내 전이 병소는 이배화 기간이 60~70일로 빠르게 성장하므로 이러한 전이 병소의 성장 속도를 고려하여 추적 검사를 해야 한다.

따라서 현재 가장 널리 권장되고 있는 방법은 혈액검사와 종양 표지자 검사를 수술 후 처음 3년 동안은 3개월마다 시행하고, 이후 5년까지는 6개월마다 시행하며, 흉부 X선 검사는 6~12개월마다 시행하는 것이다.

또 대장 내시경검사는 수술 후 6개월째에 실시하고 그 이후부터는 1년마다 시행한다. 조기보다는 진행된 병기에서 재발이 흔하게 나타나므로 재발이 진행된 경우에는 추적 검사를 좀 더 자주 할 필요가 있다.

이들 검사에서 재발이 의심되거나 발견되면 정확한 진단과 재발 장소를 찾기 위해 보다 정밀한 영상 진단(초음파검사, CT, MRI, PET) 등을 시행한다. 이들 검사를 통해 재발 상태에 대한 정확한 평가가 이루어지면 그 결과에 따라 치료 방침을 결정한다.

6. 대장암 재발이 잘 일어나는 곳

대장암은 수술 후 병리학적으로 진단한 암 병기에 따라 재발의 빈도가 달라진다. 전체 대장암 가운데 수술 후 재발률은 대체로 20~30%이다.

재발은 국소 재발과 전신 재발(원격 전이), 그리고 국소 재발과 원격 전이가 동반된 세 가지 형태로 나타나지만, 어느 한 장소에 국한되어 발생하는 것보다 국소 재발과 원격 전이가 함께 동반되는 경우가 더 많다.

국소 재발은 수술한 부위에 암이 다시 생기는 것을 말한다. 주로 직장암에서 볼 수 있다. 수술 연결 부위의 재발, 골반 안쪽의 좁은 공간 림프절로의 전이 등이 국소 재발의 형태로 나타난다.

원격 전이성 재발은 혈관이나 림프관을 따라 멀리 떨어진 간이나 폐, 난소, 뼈, 뇌 등에 암이 퍼지는 것을 말한다. 대장암 중 결장암은 국소 재발보다 원격 전이성 재발이 많고, 직장암은 국소 재발이 많다.

대장암의 재발은 근치적 절제술 후 어느 때라도 발생할 수 있으나, 70~80%는 수술 후 2~3년 이내에 발생한다. 수술 후 5년이 지나면 재발의 가능성은 낮아진다.

대장암의 전이가 가장 흔하게 나타나는 곳은 간이며, 추적 검사에서도 가장 눈여겨보아야 할 장기이다. 대장암이 간으로 전이가 잘되는 이유는 대장의 혈액과 림프액이 모두 간으로 모이기 때문이다.

모든 재발의 80%가 간을 포함한 복강 내에서 나타나고, 나머지의 대부분은 복합 장기의 다발성 전이로 나타나며, 약 10%는 문합부에서 재발이 발생하기도 한다.

간 다음으로 전이가 잘 생기는 장소는 폐이다. 간과 폐로 전이하지 않고 다른 장기로 전이하는 경우는 드물다.

그렇다면 대장암 재발이 잘되는 환자는 따로 있을까?

혈청 CEA(암태아성 항원)는 대장암에서 비교적 특이하게 나타나는 암 표지자이다. 수술 전 혈중 CEA의 수치가 상승하면, 이는 암의 진행 정도 및 전이와 관계가 있으므로 근치적 절제술 이후에도 재발의 가능성이 높다. 특히 수술 후 일주일이 지나서도 CEA 수치가 정상화되지 않는다면 재발의 가능성이 높으므로 보다 철저한 추적 검사가 요구된다.

7. 대장암의 항암 치료 방법

1) 전통적인 치료법 : 보조 항암 화학요법

보조 항암 화학요법은 수술 치료를 보조한다는 의미로, 수술 후에 항암제를 투여하는 요법이다. 수술 후에 보조적으로 투여하는 항암제 치료(보조 항암 화학요법)의 목적은 남아 있는 암세포를 제거하여 재발을 방지하는 데 있다.

5-FU(5-플루오로우라실)는 1950년대에 처음으로 개발되어 1970년대까지 대장암의 주된 치료제로 사용되어왔다. 이때까지만 해도

5-FU 이외에 사용할 수 있는 항암제가 거의 없었기 때문이다. 그러다가 치료 효과를 높이기 위해 5-FU에 다른 약제들을 혼합하여 사용하였으나 치료 효과가 그리 좋은 편은 아니었다.

5-FU가 대장암의 주된 치료제로 사용된 지 30년이 지나도록 5-FU를 대체할 만한 항암제가 개발되지 않다가, 1980년대에 들어서 5-FU의 효과를 개선한 류코보린(leucovorin)이라는 약이 새롭게 출시되었다.

5-FU는 'thymidylate synthetase'(TS)라는 효소와 단단하게 결합하여 DNA 합성을 억제함으로써 암세포를 사멸시킨다. 세포는 분열할 때 세포핵 내의 DNA가 본래의 DNA와 똑같은 2개의 DNA로 복제되면서 2개의 세포가 되는데, 어떠한 이유로 이러한 복제가 일어나지 않으면 세포는 죽게 된다.

5-FU는 이처럼 DNA의 합성을 억제하여 세포분열의 장애를 유도함으로써 암세포를 죽음에 이르게 한다. 5-FU의 이러한 TS 억제 효과는 5-FU에 류코보린이 가해지면서 더욱더 증가하게 된다.

그리하여 대장암 환자에게 5-FU를 정맥에 단독 투여한 군보다, 5-FU와 류코보린을 병용 투여한 군에서 치료 반응이 향상되어 나타났는데, 그 이후로 5-FU와 류코보린을 병용 투여하는 것이 항암 치료의 원칙으로 자리 잡게 되었다.

2) 최근 개발된 항암제

1990년 이후 새로운 약제들이 개발되어 대장암의 항암 치료에 5-FU, 이리노테칸(Irinotecan), 옥살리플라틴(oxaliplatin) 같은 3가지 약제가 주로 사용되기 시작했다.

주된 투여 방법은 5-FU+이리노테칸 또는 5-FU+옥살리플라틴의 병용요법을 많이 사용한다.

◈ 이리노테칸(CPT-11)

토포아이소머라제-1(Topoisomerase-1) 억제제로서, 5-FU의 치료에 실패한 경우나 기존의 치료에 반응하지 않는 전이성 대장암 환자에게 효과가 있다. 미국에서는 $125mg/m^2$의 이리노테칸을 주 1회씩 4회에 걸쳐 투여하고 2주간 쉬는 요법이 사용되고, 유럽에서는 3주마다 1회씩 $350mg/m^2$를 투여하는 방법을 사용한다.

주된 부작용은 설사이며, 이 가운데 약 20%는 입원 치료를 요한다. 두 번째 부작용은 골수 억제이고, 그 밖에도 오심, 구토, 탈모 등이 나타난다.

◈ 옥살리플라틴

백금화합물로서 세포 내에 DNA 부가물(adduct)을 형성하여 세포 독성을 나타내주며 대장암에 효과가 있다.

대표적인 부작용은 말초신경염으로 말초 감각의 이상을 초래하나, 약제를 중단하면 곧바로 회복된다. 그 밖에 오심, 구토, 입술 주변이나 사지 말단 부위에 일시적 감각 이상을 초래하기도 한다.

◈ 5-FU 경구용 제제

과거에는 항암제들이 대부분 정맥주사용이었기 때문에 입원하여 주사를 맞아야 하는 불편함이 많았다. 그러나 요즘은 먹는 경구용 항암제들이 개발됨으로써 주사를 맞기 위해 번거롭게 입원할 필요가 없고, 주사용 항암제보다 부작용이 적은 장점도 가지고 있다.

또 이들 5-FU 경구용 제제들을 임상 실험한 결과, 5-FU와 류코보린을 병용 투여한 것과 비슷한 효과를 보임으로써 5-FU 경구용 제제들이 임상에서 널리 사용되고 있다.

전 세계적으로 널리 사용되고 있는 경구용 항암제로는 Futulon (UFT, Tegafur : Uracil = 1 : 4 몰비)과 카페시타빈(capecitabine, xeloda) 등이 있으며 각각 유사한 기전으로 항암 작용을 보인다.

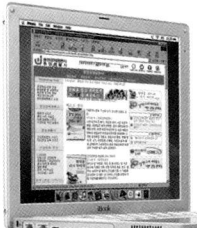

중앙생활사
중앙경제평론사
Joongang Life Publishing Co./Joongang Economy Publishing Co.

중앙생활사는 건강한 생활, 행복한 삶을 일군다는 신념 아래 설립된 건강·실용서 전문 출판사로서
치열한 생존경쟁에 심신이 지친 현대인에게 건강과 생활의 지혜를 주는 책을 발간하고 있습니다.

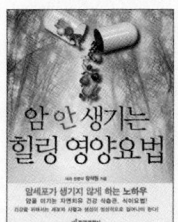

암 안 생기는 힐링 영양요법

초판 1쇄 인쇄 | 2014년 1월 20일
초판 1쇄 발행 | 2014년 1월 25일

지은이 | 장석원(Seokwon Jang)
펴낸이 | 최점옥(Jeomog Choi)
펴낸곳 | 중앙생활사(Joongang Life Publishing Co.)

대　　표 | 김용주
책임편집 | 손소전
본문디자인 | 여수정

출력 | 현문자현　종이 | 타라유통　인쇄·제본 | 현문자현

잘못된 책은 바꿔드립니다.
가격은 표지 뒷면에 있습니다.

ISBN 978-89-6141-115-8(13510)

등록 | 1999년 1월 16일 제2-2730호
주소 | ㉾100-826 서울시 중구 다산로20길 5(신당4동 340-128) 중앙빌딩 4층
전화 | (02)2253-4463 팩스 | (02)2253-7988
홈페이지 | www.japub.co.kr 이메일 | japub@naver.com
♣ 중앙생활사는 중앙경제평론사·중앙에듀북스와 자매회사입니다.

▶ 홈페이지에서 구입하시면 많은 혜택이 있습니다.

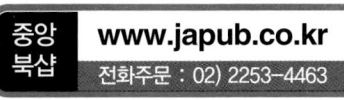

중앙
북샵　www.japub.co.kr
전화주문 : 02) 2253-4463

※ 이 도서의 국립중앙도서관 출판시도서목록(CIP)은 e-CIP 홈페이지(www.nl.go.kr/cip.php)에서
이용하실 수 있습니다.(CIP제어번호: CIP2013028227)